食べ物と健康IV
食事設計と栄養・調理

第2版

菊 地 和 美　編著

藤 本 真 奈 美　共著
林　 千 登 勢
沼 口 晶 子
金 髙 有 里
宮 下 ひ ろ み
森 田 香 絵
杉 村 留 美 子
高 橋 ひ と み
富 永 暁 子
山 口 敦 子

三共出版

第2版にあたって

　「食べ物と健康IV　食事設計と栄養・調理」は，『日本食品標準成分表2020年版（八訂）』の改訂に伴い，このたび本文記載の値などを準拠することになった。

　「日本人の食事摂取基準（2020年版）」では，健康の保持増進，生活習慣病の予防を目的として，各栄養素の摂取量について1日当たりの基準を示したものであり，5年ごとの改定により，適切な活用が求められている。これを受けて本書は，食事設計と栄養・調理について解説した教科書であり，管理栄養士を養成する管理栄養士課程および栄養士課程などで「食べ物と健康」を学習する学生を対象とした「食べ物と健康」シリーズの第IV巻になっている。

　この「食べ物と健康」シリーズには『I　食品分類と食品の成分』，『II　食品の機能』，『III　食品加工と栄養』，『V　食品衛生学』があり，既に発行されている。本書の執筆は当初『わかりやすい食物と健康3－食品の生産・加工・流通・調理』（三共出版2007年）を参考にしてスタートしたが，2015年初版では『III　食品加工と栄養』と『IV　食事設計と栄養・調理』に巻を分けて追究することになり，「令和4年度管理栄養士国家試験出題基準（ガイドライン）改定検討会報告書」に準拠して展開させていただいた。さらには，本書は「管理栄養士養成課程におけるモデルコアカリキュラム（2015）」における「一般目標」を活用し，【調理の基礎】，【おいしさの評価】，【食事設計】，【食文化と調理】という4つの観点からのアプローチとしての特徴をもたせた。

　本書の構成は，6章からなっている。

　1章では，調理と調理科学について，調理の意義を理解する。

　2章では，【おいしさの評価】の観点から，食の嗜好性，おいしさの科学と文化，おいしさに影響する要因を理解する。おいしさの評価として主観的評価（官能評価と客観的評価（機器測定））の方法を学ぶ。

　3章～5章では，【調理の基礎】の観点から，非加熱調理操作と加熱調理操作の原理・要点を説明できること。調理操作と栄養，食品の組織・物性の変化や栄養成分の変化，調理技術によるおいしさと栄養学的変化，調味料の設定（調味パーセント）を学ぶ。食品の特徴に応じた特性として，植物性食品と動物性食品，成分抽出素材の調理性を理解する。

　6章では【食事設計】の観点から，食事設計の意義・内容，食品群，食品構成，献立作成条件と手順，食事様式を取り上げた。

　また，本書は管理栄養士国家試験に準じて各章には章末問題を設けて学生自ら確認することができるようにすると共に，一方では『コラム』として，養生訓などを掲載することにより，食生活の背景を紹介してフードスペシャリストなどに応用できるようにした。本書を通しておいしさを科学的根拠ならびに調味料の設定（調味パーセント）に基づいて説明できることを目指しており，管理栄養士・栄養士・栄養学を学ぶ方々に活用いただければ幸いである。本書の内容については，今後に活かしていくためにも厳しいご意見・アドバイスをいただきたく，お願い申し上げる。

　本書を編集するにあたり，多くの書籍や資料を引用参考にさせていただいた。文献などの著者の方々，多忙の中で本書をご執筆いただきました諸先生に御礼申し上げます。

　おわりに，企画段階から刊行まで常に温かく励ましご配慮，ご尽力いただきました三共出版株式会社秀島功氏，編集部の皆様に厚く御礼申し上げます。

2023年1月

著者を代表して

菊地和美

目　　　次

4　調理操作と栄養

5　食品の特徴に応じた調理特性

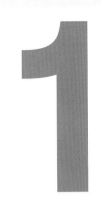

1 調理と調理科学

調理の意義

あらゆる生命体は自己複製と物質代謝によって生命を維持している。自己複製は成長して自己と同じ形の子孫を再生産することであり，物質代謝は外界から栄養分を取り入れて活動のエネルギーを獲得すると共に自己の構成物質を絶えず更新していくことである。

これは約500万年前に誕生した人類にとっても同様であり，特に，栄養分すなわち食料の確保は自己の生存を左右する重大事であった。当時の猿人，原人は虫や木の実，動物の屍骸を求めて移動を続け，次いで狩猟時代を経て畑作によって食料を確保できる定住時代を迎え，4大文明の発祥，そして物質文明豊かな現代に至っている。

特質すべきは150万年前になされた石斧の創製であり，さらにほぼ同時期とされる火を制御する技術の獲得である。石斧は様々な道具の工夫，発展をもたらし，火と共に現在の高度な科学技術の発展につながっている。これは他の動物と人間との大きな違いである。

人間は動植物を飼育・栽培し，得た食材を加工・調理して食べているが，その工程に様々な道具や火を用いることは長い時間をかけて工夫し，確立した技術であり，育て上げてきた文化である。これらはまた，気候や風土，宗教，民族，その地の特産物など，あるいは文化圏によって大きく異なるものの，個性を保ちつつ相互に影響し合い，長い歴史を経て共に変化しながら伝承され，現代に至っている（表1-1）。

表 1-1　人とは

「人間は火を作る唯一の動物であり，そのことが人間に世界の支配権を与えたのだ」
＝アントワーヌ・ド・リヴァロール

「人化過程において料理行為は根源的なものだった。人は加熱調理して食べるがゆえに人なのである」
＝カトリーヌ・ペルレ

「料理の発明は，本質的に動物的存在である人間を真に人間的な存在に移行させたまさに決定的な要因だった」
＝カールトン・クーン

文化人類学からみると，遠い昔に樹上から地上に降りたった猿人が，二足歩行と手の解放，脳の発達，言葉，道具の発明など，人化への進化を経て現代の人類に至っている。その主因は自己の生命を維持するための食べ物の確保であった。そして，食する前に調理することこそ人と動物との根本的な違いとなった。

　食品の加工とはその貯蔵，流通のために保存性を高め，栄養価に配慮する工程であり，調理は食べるための手段の1つである。すなわち，調理とは食品を食べる人に合わせて変化させる最終工程である。加えて，食べ物の摂取は食事という行為で行われ，必要な栄養素を摂取するだけではなく，精神的な充足感や満足感を与え，日々の生活全体を豊かにするものである。

　調理の語義は，ととのえおさめることであり，食品に様々な操作を加えて食べ物にすることである。食べられないものを食べられるように，食べにくいものを食べやすく，おいしいものに変換することであり，具体的には，食事計画，食材の選択，調理操作（加熱・非加熱），食卓構成など，供食までの食事を整える一連の過程を意味している。

　調理の意義は，食品から食べ物に至る一連の過程において，食品としての価値を損なうことなく，安全性，栄養価，嗜好性に配慮して操作し，健康増進に寄与することである。そのためには食品の特質を把握し，栄養の知識，調理操作などを科学的に理解した上で行われなければならない（表1-2）。

表 1-2　食事の条件

基本条件	安全性
	栄養性
	嗜好性
制限因子	経済性
	効率性（簡便性）（利便性）
	環境
付加価値	楽しみ，団欒，教養，娯楽
	健康志向（機能性食品，有機野菜の利用など）
	行事（ハレの日の食事）

1）安全性を高める

　食材となる動植物には人間にとって有害な成分を含んでいたり，付着している場合がある。除去や洗浄などによって有害部位を除き，腐敗や食中毒をもたらす微生物の増殖を抑え，あるいは死滅させ，衛生上の危険を防止する。また，食べ物の形態を咀嚼や嚥下機能に合わせて調製し，安全に食べられるよう配慮する必要がある。

2）栄養価を高める

　切る，きざむ，磨り潰すなどの操作は組織を破壊することで，咀嚼を助け，消化酵素との接触面を多くし，消化吸収を助ける。加熱によるでんぷんの糊化，たんぱく質の変性などは食品の組織を軟化させて食べやすくし，消化を良くする。また，適切な食品の選択や組み合わせは栄養効果を高める。

　一方，調理中にビタミンやミネラルなどの微量成分が流出，分解されて栄養価が減少することがあり，調理操作中の損失も考慮し，全体としてのバランスに配慮する。

3）嗜好性を高める

　おいしい，不味いは，音，色，におい，味，テクスチャー，温度など視覚，聴覚，嗅

覚，味覚，触覚などの感覚器官で得られた情報が脳に送られ，食習慣の中で獲得した過去の食における概念と照合され，総合的に判断される。そこには，摂食者の心理的，生理的な状態が関与し，また文化圏によってもおいしさの価値基準は異なる。

4）食欲を増進する

美しい色や外観，好ましい香り，硬軟，味や風味，適切な温度，調和のとれた食器などの食卓構成，室温，共にする喫食者との楽しい会話などは食欲を増し，満足感を与える。調理と共に配慮しなければならない事項である。

5）経済性に配慮する

現在，わが国は飽食の時代を迎えており，豊かな食生活を享受している。しかし，食料自給率は38％と低く（令和3年度），一方，年間522万トン（令和2年度推計値）の食品由来の廃棄物を生じているのが現状である。遠方よりの輸送はエネルギーの浪費をもたらし，地産地消，無駄の排除など，日々の工夫が求められる。

6）古来の食文化を伝承する。

古来の食物や料理，調理法，保存法などは国や地域，民族，気候など様々な条件に応じて工夫され，伝えられてきたものである。かつて生活にまつわり，受け継がれてきた伝統食や行事食は長い歴史を重ねた貴重な食文化であり，次世代へと伝えていくことが肝要である（図1-1）。

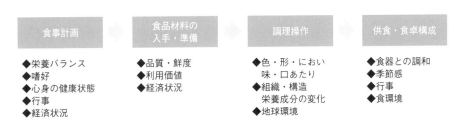

図1-1　調理の工程

1-2　調理学の内容

調理は食文化の原点であり，家庭や外食の場で伝統的な技術や技能として受け継がれてきたが，社会情勢の変動や家族構成の変化，中食など喫食形態の変化などに象徴される時代の変容に伴い，食の多様化，加工食品による食の簡便化などが進み，食生活の未来，ひいては人間生活のあり方にも大きく関わってきている。また，人間が健康を保ち，快適で豊かな生活を営むためには，安全で，栄養バランスのとれたおいしい食事が必要であり，それには食材の選択と共に適切な調理操作が重要である。

それゆえ，調理学は単に調理法を学ぶだけではなく，社会の変動に対応し，家族構成，食事計画，食材の選択，入手，調理操作など，できた料理を食卓に提供するまでのあらゆる過程を理論的に学ぶ領域である。

多様な食材について，そのおいしさ，その活かし方，色彩，栄養成分の化学変化などその特性を知り，栄養学や文化的・社会的観点から調理法を探求し，さらに，調理操作の具体的な進め方，切る，混ぜるなどの調理技法，その意味，器具，設備，燃料，加熱・非加熱操作などを詳細に把握しなければならない。また，喫食者の立場から，献立の作成，調理法，塩加減，好みなどの嗜好調査も必要である。

調理は一面では過去の経験を積み重ねて発展してきたものであり，調理学はそれを体系的にとらえ，食材から喫食者が口にするまでの過程を理論的に説明している。

食品は調理の過程では様々に変化する。その際には食品の成分はある法則に従って変化し，その変化を数量的にとらえると一定の法則がみられる。その変化を物理的・化学的変化として科学の目でとらえ，科学の観点から把握する領域が調理科学である。

食品と調理の関係，その特質を理論的に解明し，おいしく食べるための調理を科学に基づいて理解し，組み立て，法則性を見出して体系化する領域である。また，俗にいわれる"料理のこつ"についても物理的・化学的見地からの解明が待たれる。

コラム　養生訓

貝原益軒の『養生訓』第三巻　飲食（上）の調理と栄養には，「食物の風味が自分の気にいらないものは栄養にはならない。かえって害になる。たとえ自分のために手のこんだ料理によって作られた食物でも，自分の心がむかないと食べてはいけない。またその味が気にいっても，前に食べたものがまだ十分に消化しないで，食欲がなければ食べてはいけない。わざわざ自分のために調理してくれた食物を食べなければわるいと思って食べることはよくない。使っている召使いなどに食べさせると，自分が食べないでも気分のいいものである。」

「ひとに招かれて宴席にのぞんでも，気のすすまないものを食べないがよい。またどんなに味が気にいっても多くを食べることはもっともわるい。」とある。

コラム　土産土法

料理の原点をなすものは「土産土法（どさんどほう）」

「土産土法」とは，その土地で季節にとれた産物を，昔から伝わるその土地の調理法で食べることをいい，日本人あるいは他民族の食事で体に良いとされてきた食事には，身近な気候風土にあったものを食してきたという共通性がある。

章末問題

問1　調理の意義に関する記述である。正しいのはどれか。
(1) 調理の意義は，食品としての価値は損なうが，安全性，嗜好性に配慮して操作することである。
(2) 食事条件の制限因子は，効率性，環境，健康志向である。
(3) 調理とは，食品を食べる人に合わせて変化させる最初の工程である。
(4) 食事の基本条件とは，安全性，栄養性，嗜好性である。
(5) 調理は，食品に操作を加えずに食べ物にすることである。

解説
(1) 調理の意義は，食品としての価値を損なうことなく，安全性，栄養価，嗜好性に配慮して操作することである。
(2) 食事条件の制限因子は，経済性，効率性，環境であり，健康志向は付加価値である。
(3) 調理とは，食品を食べる人に合わせて変化させる最終の工程である。
(4) —
(5) 調理は，食品に様々な操作を加えて食べ物にすることである。

問2　調理の内容に関する記述である。正しいのはどれか。
(1) 調理は経験を積み重ねて発展してきたものであるため，理論の重要性は低い。
(2) 食品は調理の過程で様々に変化する際，一定の法則がみられる。
(3) 調理科学の領域には，物理的・化学的変化は含まれない。
(4) 調理学は調理法を学ぶもので，食事計画や食材の選択は含まれない。
(5) 安全で栄養バランスのとれた食事には，調理操作よりも食材の選択が重要である。

解説
(1) 調理学は，食材から喫食者が口にするまでの過程を理論的に説明するものである。
(3) 調理科学は，物理的・化学的変化として科学の目でとらえ，科学の視点から把握する領域である。
(4) 調理学は単に調理法を学ぶだけでなく，家族構成，食事計画，食材の選択，入手，調理操作，できた料理を食卓に提供するまでのあらゆる過程を理論的に学ぶ領域である。
(5) 安全で栄養バランスのとれた食事には，食材の選択とともに適切な調理操作が重要である。

問3　調理の意義と内容に関する記述である。正しいのはどれか。
(1) 調理操作は機械化やシステム化により，内部化が進んでいる。
(2) 喫食形態の変化に伴い，中食を中心とするスローフードに変化してきた。
(3) 人間が健康を保ち，快適で豊かな食生活を営むためには食の外部化が重要である。
(4) 社会情勢や家族構成の変化に伴い，簡便化が進み伝統食の価値は低くなった。
(5) おいしさの価値基準は文化圏によって異なる。

解説
(1) 調理操作は機械化やシステム化により，外部化が進んでいる。
(2) 喫食形態の変化に伴い，中食など食の簡便化が進んだ。
(3) 人間が健康を保ち，快適で豊かな食生活を営むためには，安全で栄養バランスのとれたおいしい食事が必要である。
(4) 受け継がれてきた伝統食や行事食は貴重な食文化であり，次世代へと伝えていくことが肝要である。

解　答		
問1　(4)	問2　(2)	
問3　(5)		

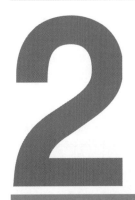

食の嗜好性，
おいしさの科学と文化

2-1-1　おいしさに影響する要因

　おいしさという概念は様々な要因があり，大きく2つの側面から考える必要がある。一方は食べ物が人の**感覚受容器**＊を経て化学的刺激や物理的刺激として反応し評価される食品固有のものと，もう一方は食べる人の記憶や経験，食べる環境，さらには健康・心理状態における「おいしい」「おいしくない」というような価値判断によるものであり，表2-1 はこれらをまとめたものである。

　われわれの食品に対する嗜好性は，これらの要因が複雑に絡み合い，総合的に評価し決定されている。

表 2-1　おいしさの要因

食べ物による要因	
化学的要因	基本味　：甘味・酸味・塩味・苦味・うま味 その他の味：渋味・辛味・えぐ味 色　り　：色素成分 香　り　：香気成分
物理的要因	外　観 テクスチャー 温　度 音
食べる人による要因	
環境的要因	気候，風土，文化，宗教，教育，経験，習慣 季節，食事時間，食卓構成，天候，湿度・温度
生理的要因	疲労，食欲，空腹感，健康状態，年齢
心理的要因	喜怒哀楽，ストレス

（高橋亮，西成勝好，ぶんせき，2010 年 8 月，p.389 改変）

＊人間が物理的科学的の刺激を受容し，中枢に伝える器官。視覚，聴覚，味覚，聴覚，温・冷覚など。

2-1-2　「食べ物」を構成する基本的要因

おいしさの基本的要因は，人間の感覚受容器に刺激を与える食べ物の特性にある。視覚による色・つや・形状などの外観，嗅覚による香り，味覚による甘味・酸味・塩味・苦味・うま味，皮膚感覚のともなった辛味などの味，触覚による手触り・硬さ・歯ごたえ・のどごしなどのテクスチャー，温覚・冷覚による温度，聴覚による歯切れのような音である（4-2-1参照）。

（1）外　　観

人は食べ物を見て，形や色，ツヤなどから安全性やおいしさを判断する。これは視覚を通して知覚される食前の物理的刺激で，「おいしそう，食べてみたい」というように，食欲を増進させる要素を持つ。一方，目隠しをしたり，暗い所で食べたとき，味も香りも違いがないのに，おいしさを感じることができない。さらに，「見たことがない，気持ちが悪い」などで食べる行為を止めてしまうなど視覚は食行動に大きくかかわっている。

多くの食品の色は，それぞれの色素成分が含まれており，食欲を左右させる重要な要素がある（表2-2）。色のイメージにはバナナは黄色，りんごは赤，なすは紫色など習慣的に固定されたものが多く，これらが他の色なら違和感を覚え食欲がわかない。また，色には食欲を増進させたり，減退させたりするものがある。橙，赤，黄色は食欲を増進させ，黄緑や紫は減退させるとしている。

色と同様に食品の形も習慣的に伝承されている要素が多く，正月のおせち料理の中には，松笠いか，亀甲しいたけなどのめでたい縁起のよい形の食材が多く入れられ目を楽しませている。このように食品の形もおいしさに影響を与える。

表2-2　天然色素と成分と所在

色素	色調・成分	所在
ポリフィリン系色素 クロロフィル ヘム色素	クロロフィルa（青緑色） クロロフィルb（黄緑色） ミオグロビン（暗赤色） オキシミオグロビン（鮮血色） ニトロソミオグロビン（赤色）	緑黄色野菜 血液
カロテノイド系色素 カロテン類 キサントフィル類	リコピン（赤色） β-カロテン（黄橙色） ゼアキサンチン（黄橙色） アスタキサンチン（赤色）	かき，すいか，トマトなど かぼちゃ，にんじん，緑色野菜など かぼちゃ，とうもろこし，ほうれんそう，卵黄など えび，かに，さけ，ますなど
フラボノイド系色素 フラボノール アントシアン	ケルセチン3-グルコシド（黄色） シアニジン3-グルコシド（赤色）	キャベツ，たまねぎ，ぶどう，もも，りんごなど 赤米，いちご，エルダベリー，黒豆
その他 ターメリック色素	クルクミン（黄色）	ターメリック（うこん）

（2）香　り

香りは，感覚受容器である嗅覚を通して知覚される食前の化学的刺激である。鼻腔の上部にある嗅上皮には嗅細胞が密集し，その先端部分の嗅小胞には嗅繊毛が存在する。食物の香気成分は揮発性物質であり，これらが空気中に拡散し，嗅小胞や嗅繊毛に電気刺激を

与えて感知される。

　香りの知覚については，**最小の刺激量（ 閾値 ）** が極めて小さいが，同じ香りをしばらく嗅いでいるとその香りを感じなくなる。この現象を**疲労順応**という。

　食物はそれぞれ固有の香りを持ち，多数の物質の複合刺激により，料理されたときの香りが特徴づけられる。その香りは，する・たたく・つぶす・切る・加熱などの調理操作により強調される。例えば，うなぎを焼いているときの香ばしいたれのにおいやその薬味として使われるさんしょうの実を削ったものは，香りの相乗効果を生み，香りだけで食欲をそそるものがある。おいしさの要素として重要な役割を果たしている。

（3）味

　味を感じるには，食べ物に含まれる化学物質（呈味物質）が口腔内に入り，咀嚼され，唾液と混じって水溶液になる必要がある。その水溶液が舌の表面にある**味蕾**（taste bud）に到達し，味細胞とシナプス結合をして，電気的刺激が味覚神経を脳に伝達し，味として認識される。味蕾は，ほ乳類が味を感じる器官として，細胞が蕾（つぼみ）のように集まってつくられており，乳児では約 1 万個であるが，成人になると約半分にまで減少する（図 2-1，2-2）。

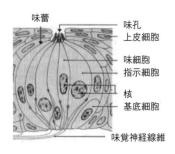

図 2-1　味蕾の構造

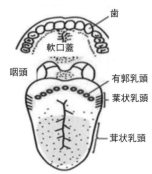

図 2-2　味蕾の存在部位

味蕾は舌の有郭（ゆうかく）乳頭，葉状（ようじょう）乳頭，茸状（じじょう）乳頭に存在するほか，軟口蓋や咽頭にも存在する。

　味の種類は，甘味，酸味，塩味，苦味，うま味を加えた 5 基本味とされている。基本味のほかに，味覚神経ではなく口腔内にある神経終末を刺激して感じる辛味，渋味，えぐ味がある。

　われわれは本来食物を摂取する際，体に必要な栄養物，エルネギー源を取り込もうとする。このときに食べ物を選別する働きを持つのが味覚である。甘味はエネルギー源としての糖，うま味は栄養素としてのたんぱく質，塩味はミネラルのバランスとして，いずれも生理的欲求による受容である。一方，酸味は腐敗物，苦味は毒物として拒否するという生理防御の機能がある。

　味覚の特徴は，味の質の認識とともに必ず快・不快を伴う。その判断は脳内の処理様式が異なり，食行動を決定している（表 2-3）。

表 2-3　基本味の嗜好性と生体内での働き

基本味	嗜好性	生体内の動き
甘　味	快	エネルギー源
塩　味	快→不快	ミネラル
酸　味	快→不快	腐敗物
苦　味	不　快	毒　物
うま味	快	たんぱく質

1）甘　味

甘味は主として炭水化物のうちの単糖類，二糖類のほとんどを呈示する。これらのうち代表的なものには砂糖がある。その主成分はスクロース（ショ糖）である。糖類の甘味強度は，糖の種類やアノマーによって異なり，ブドウ糖は α 型が β 型の 1.6 倍甘く，果糖は β 型が α 型より甘い。フルクトース（果糖）の甘さが低温で強くなるのは，低温では β 型の比率が高くなるためである。ショ糖は，温度による構造上の α 型と β 型の相互変化がないため，安定した甘味を呈する。このほかの糖の誘導体，アミノ酸など甘味を有する物質がある（表 2-4）。

表 2-4　甘味物質の特徴

分　類	甘味物質	相対甘味強度※	使用例
糖　　　類	グルコース	α 0.8 β 0.5	飲料
	スクロース	1	食品全般
	フルクトース	α 1.3 β 1.8	飲料、菓子
	マルトース	0.4	菓子
ショ糖誘導体	オリゴ糖	0.5	腸内菌叢改善
	パラチノース	0.4	飴，ガム
糖アルコール	ソルビトール	0.7	パン
配　糖　体	ステビオサイド	150	漬物
アミノ酸系	アスパルテーム	200	飲料

※スクロース（ショ糖）を 1 とする。　　　　　　　　　　（高橋亮, 西成勝好, ぶんせき, 2010 年 8 月, p.390 改変）

2）塩　味

塩の主体は食塩（塩化ナトリウム：NaCl）である。食塩は水溶液中で，ナトリウムイオンと塩素イオンに解離される。一般的に好まれる塩分濃度は，生理食塩水と同じ 0.85 ％であり，普通の塩味の 1/2 以下に下げると食べにくい。さらに，同じ濃度であっても低温になるほど塩味を強く感じる傾向がある。

ほかの塩味として，NaCl のナトリウムがカリウムに置き換えられ，塩化カリウム（KCl）としても塩味を感じることができる。

3）酸　味

酸味物質の代表的なものは食酢であり，その主成分は酢酸である。その他に果物中に含まれるリンゴ酸，クエン酸（うめ・柑橘類），酒石酸（ぶどう）と，発酵によって生成される乳酸（乳酸菌飲料・漬物）などの有機酸がある。酸味は，水中の水素イオンによって

感じられる。さわやかさを加味し，消化液の分泌を促し，食欲を増進させる。

4）苦　味

苦味は一般に好まれず，本能的に警戒心を伴う味とされ，呈味物質としての認知閾値が低い。しかし，カフェイン（茶・コーヒー），フムロン（ビール），カテキン（茶），テオブロミン（チョコレート，ココア）などの苦味物質は，わずかに含まれることによって嗜好性を高める。

5）うま味

うま味とは，20世紀に日本で確立された味のひとつで，グルタミン酸ナトリウム（こんぶ）に代表されるアミノ酸系と核酸の構成物質であるイノシン酸（カツオ節）やグアニル酸（しいたけ），有機酸であるコハク酸（貝類）などに分けられる。うま味という言葉は，従来から食の嗜好性にかかわる言葉として用いられていたが，このうま味物質が，それ単独では決しておいしい味ではないにもかかわらず，味の混合効果を好ましい方向に誘導し，総合的に嗜好性を高めるという特性があることから来ている。これらのうま味物質は，だしやスープに豊富に含まれているだけでなく，広く動植物由来の食材に含まれている。

6）その他の味

5基本味のほかに日常的に使う味の表現がある。茶やぶどう酒のタンニンの渋味，とうがらしやさんしょう，わさびなどの辛味，たけのこ，さといものチロシンから生成したホモゲンチジン酸のえぐ味などがあり，それぞれ味の原因物質がある。味の客観的表現としてこく味がある。味の持続性，濃厚さ，広がりがあることを意味する。

（4）味の相互作用

食品素材中には種々の呈味物質が存在している。料理の味は，その物質の単一の味では

表2-5　甘味物質の特徴

分類	混合した味刺激 （多）＋（少）	呈味の変動	例
対比効果	甘　味　＋　塩　味 うま味　＋　塩　味	甘味を強める うま味を強める	しるこ，甘酒 澄まし汁
抑制効果	苦　味　＋　甘　味 塩　味　＋　酸　味 酸　味　＋　塩　味 　　　　　　　甘　味 塩　味　＋　うま味	苦味を弱める 塩味を弱める 酸味を弱める 塩味を弱める	コーヒー，チョコレート 漬物 すし酢 めんつゆ，塩辛
相乗効果	うま味 （MSG ＋ IMP）※ 甘味 （ショ糖＋サッカリン）	うま味が強くなる 甘味が強くなる	だし汁 粉末ジュース
変調効果	先に味わった呈味物質の影響で，後に味わう食べ物の味が異なって感じられる現象		濃厚な食塩水を味わった直後の水は甘く感じる
順応効果	ある強さの呈味物質を長時間味わっていると，閾値が上昇する現象		甘いケーキを食べ続けると，甘味の感度が鈍る

※ MSG：L-グルタミン酸ナトリウム，IMP：5'-イノシン酸ナトリウム

（畑明美，川端晶子，『調理学』，建帛社（1990）p.33を改変）

なく，それぞれの味が複合されて形成されている。このとき，2種類以上の呈味物質を混合したときには，これらの呈味物質間で複雑な相互作用が起こり，互いに影響し合うことがある（表2-5）。

1）対比効果

異なる呈味物質を，一方に少量加えることにより，主になる味の強さが変わる現象をいう。汁粉に少量の食塩を加えると甘味が強められ，味が引き締まる。

2）抑制効果（相殺効果）

2種類の呈味物質を混ぜた時に，一方もしくは両方の味が弱まる現象である。

3）相乗効果

2種類以上の呈味物質を同時に与えたとき，その呈味強度が，単独の味の和より増強される現象をいう。グルタミン酸ナトリウムとイノシン酸ナトリウムには，顕著なうま味の相乗効果が認められる。

4）変調効果

先に味わった呈味物質の影響で，後の食べ物の味が異なって感じられる現象をいう。濃いコーヒーを飲んだ後の水は甘く感じる。また，味受容体の機能そのものを変化させ，変調現象を引き起こす味覚変革物質もある。

西アフリカ原産のミラクルフルーツ（学名：*Synsepalum dulcificum*）を食べた後，酸味のある食べ物（レモンやライム）を食べると甘く感じさせる。この効果は30分から2時間持続する。これは，ミラクルフルーツに含まれるたんぱく質ミラクリンが甘味受容体の近くに接着したあと，酸によって味細胞膜の構造が変化し，ミラクリンが甘味受容体に結合するためであると考えられている。

インドやアジア各国で栽培されているギムネマ（学名：*Gymnema sylvestre*）は噛むとしばらく甘味を感じなくなる甘味抑制があり，味覚器に作用して一時的に味覚機能を変化させる物質もある。

5）順応効果

同一刺激が持続的に与えられたとき，これに応じて感覚作用がその刺激に適応する。例えば甘味の強いものを食べ続けると，最初に感じていた甘味の強さが気にならなくなるといったものである。

（5）テクスチャー

テクスチャーとは食べ物を咀嚼した時に感じとられる刺激であり，ご飯の硬さや粘り，ゼリーのなめらかさや弾力性，クッキーの砕けやすさなど食べ物の物理的性質の総称であり，おいしさの重要な要素である。

（6）温　度

甘味・塩味・酸味・苦味の4基本味のうち，酸味のほかは温度に左右されやすく，甘味は体温付近で最も強く感じ，塩味と苦味は温度が低いほうが強く感じる。温かいものは温かく，冷たいものは冷たくというように，食べ物の温度はおいしさの評価に影響を与え

る。温度は温覚・冷覚を通して知覚される物理的刺激であるとともに，食べ物の温度により粘りや硬さなどのテクスチャーや味の閾値が変化される。

7）音

たくあんのポリポリ，蕎麦（そば）のツルツル，お茶漬けのサラサラ，セロリーのパリパリ音など，食べ物を咀嚼した時の聴覚による音の刺激は，食感とともに食物の嗜好性を左右する要因を持つ。

2-1-3 「食べる人」の基本的要因

（1）環境的要因

人の食嗜好は個人が生まれ育った自然，宗教や文化に基づく食生活やライフスタイル，さらに成長過程においての食体験で変化していく。

1）宗　教

各地域の宗教は食文化と深いつながりを持ち，その影響は幼いころよりあたり前として意識されることなく習慣化され長い期間を経て食嗜好に大きな影響を与えている。例えばユダヤ教徒では，「食べてよいもの」と「食べていけないもの」が厳格に区別されている。特に注意が必要な食材には「豚」「血液」「宗教上の適切な処理が施されていない肉」「乳製品と肉料理の組合せ」である。「豚を想起させる名称の料理」では，たとえ食材に豚が使用されていない場合でも感覚的に拒否をされることがある。さらに調理方法においてもレアな焼き具合の肉類は「血液」が不浄なものであるとされるため忌避される。

2）民族・文化

地域文化の違いにより同じ食べ物でも好みは異なる。例えば，こめはアジア各地で食べられている。日本ではおにぎりや弁当など冷えたご飯が食されているが，韓国では冷めた状態のご飯は好まれない。さらに極寒の地域では，狩猟で得たアザラシやクジラの生肉を好んで食べる民族がおり，日本でも刺身を好んで食べるが，中国では食材を加熱処理した後食される。

3）知識・情報

現代では食生活の多様化が進んでいる。これまでの生活における食経験だけではなく，インターネットやテレビなどの情報媒体により食知識・情報を多くの人が得られるようになった。そのため「おいしい」「おいしくない」だけではなく，「健康に良い」「流行っている」など本来の食物嗜好だけではない食行動の変化が表れてきている。

（2）生理的要因

食べるときの空腹感や疲労感，年齢による味覚感受性の変化など，生理状態によっておいしさの評価は変動する。

生まれたばかりの赤ちゃんは，匂いを手かがりに母親のおっぱいを探し自分の母親のお乳を識別できる。また，甘い物や酸味のある物を口に入れるとにこやかな顔になったり，顔をしかめて嫌な表情を示すとされている。このように匂いや基本的な味の感覚は生まれ

たときにすでに機能している。授乳から離乳食，離乳後と経過するにしたがい，食べ物から受ける刺激量が多くなり，経験や学習によって食嗜好の形成がおこなわれていく。すなわち離乳食の味，香り，テクスチャーの知覚は，それを食べることによる満腹感や体調の良さなどの生理的快さとともに記憶され，そのくり返しの感覚そのものを快いと認識する。

　加齢は，味覚受容の味蕾の数が減少し味覚強度が低下すると考えられている。しかし，唾液量の減少や唾液中のアミラーゼ活性の低下により消化機能の低下がおきる。さらに高齢者になると入れ歯装着や口腔内の衛生状態で味覚感受性に影響を及ぼし，食欲の減退など長い年月をかけて食習慣の変化があらわれ嗜好も変化していく。

　食べ物がおいしいと判断されると，ガストリン，セクレチンといわれるホルモン性物質が分泌され，胃液や膵液の分泌を促すことが知られている。おいしさ評価が消化吸収活動にかかわっている。

（3）心理的要因

1）感情（喜怒哀楽）

　食べる時の心理状態は，快・不快中枢への刺激となり，「おいしい」「おいしくない」さらには「食べる」「食べない」などの食行動にも影響を与える。例えば，パーティーなどの楽しい場面では，快中枢が刺激され脳内に**β-エンドルフィン**という麻薬性類似物質が放出される。この物質はいったん好きになったものを「病みつき」にさせる作用をもつ。さらに，抗不安作用のある**ベンゾジアゼピン**や**カンナビノイド**もおいしさに関与する脳内物資である。同様にして形成される**ドーパミン**は食べる意欲を引き起こす物質で，脳は自分の好物を見ただけでドーパミンが放出され，食欲がかきたてられる。一方，悲しいとき，不安なとき，緊張状態のときは，不快中枢が刺激され，おいしさを感じられないことがある。ドーパミンにより食欲が引き起こされ，味覚情報が脳に入るともっと食べたいという欲求が強くなる。その時脳内では**オレキシン**などの摂食促進物質が放出され食行動が生じる（図2-3）。

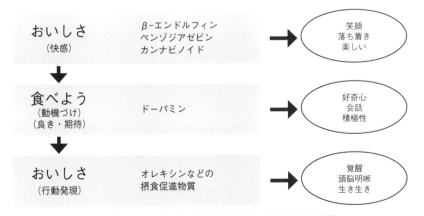

図2-3　おいしさから食行動に至るときに働く脳内物質

（山本　隆，おいしさと食行動における脳内物質の役割，ノスティモおいしさの科学，Vol.3，p.97）

このように快・不快の感情は脳内中枢への刺激となり，嗜好を左右させ食行動に影響を与える。

幼児期の味覚形成は食べることによって母親から褒められたり楽しかったなどの心理的快さも加わり食べ物の種類が広がっていく。これは子どもも大人も同様であり，生理的快感，心理的快感と食べ物に由来する感覚とが結びついた記憶情報として食嗜好は形成されていく。食べられなかったものが食べれるようになる。これは**嗜好学習**である。

一方，食べた後に吐き気，腹痛など体調が悪くなったという生理的不快記憶によって，食べ物が嫌いになる場合があることを**嫌悪学習**という。

2）ストレス

われわれが生活する環境には多種多様なストレスが存在し，人はそれを何らかの形で対処しながら生活している。動物によるストレス摂食と肥満の研究では，食物を制限させたラットは，負のエネルギーバランスに対応するため，固形飼料の摂取量が増大するが，食物制限と追加のストレスを加えられたラットでは固形飼料のほかに好む食品であるクッキーを多量に摂取しており，代謝に必要なだけの摂取に加え報酬価値とストレス削減のための摂取を行っているようであったと報告されている。

慢性的なストレス環境下で，摂食することがストレスを対処する方法であると認識されると，高カロリー食品や嗜好食品が容易に入手できる社会においては過食による健康被害につながることが懸念される。

2-2　嗜好性の主観的評価・客観的評価

食品は薬ではないので，人々に好まれて食べられなくてはならない。いくら栄養価が高く健康に良いものでもおいしくなければ，食品としての価値がないといえよう。しかし「おいしさ」とは遺伝的要因や環境要因により個人で異なるため，万人に共通の「おいしさ」を評価することは不可能である。そのため個人がどの食品を好むかを調べる嗜好性の主観的評価，その食品がどのような特性を持つかを調べる客観的評価を組み合わせておいしさの評価を行う。嗜好性や食品の特性は人間でないと評価することができない。なぜなら，好き嫌いは人間にしか答えることができないし，味やにおいを感じる仕組みが明らかになっていないため，人間に代わる機械を作ることができないからである。人間の感覚を用いる評価を**官能評価**（sensory evaluation）という。1975 年に Institute of Food Technologists（IFT）が官能評価を，食品や食品素材が視覚，触覚，聴覚，味覚，嗅覚などにより感知されるとき，それらに対する反応を引き起こし，測定，分析するための科学（science）の一規範，と定義した[10]。科学には普遍性や再現性を保つためのある一定のルールが必要になる。官能評価で扱う人間は機器と異なり個人差が大きく，評価環境の影響を受けやすい。そのため目的に応じて適切なパネルおよび手法を選び，官能評価独特

のルールを守って実施する必要があり，不備のある官能評価で得られた結果は信頼性が疑われてしまう。官能評価の新しい手法は次々開発されているが，基本的なルールは1970年代から大きくは変わっていない。成書も多くあるが，世界的に活用されているのは，Laboratory methods for sensory analysis of food[11] や Sensory evaluation techniques[12] などである。また Laboratory methods for sensory analysis of food は日本語訳が日本食品科学工学会誌，第48巻，第4号〜第9号[13)-18)] に連載されている。

2-2-1　官能評価に影響する因子

　官能評価に限らず，データは情報とノイズ（誤差）から成っている。価値のあるデータはノイズを最小限にしたものだが，官能評価データは人間からデータを得るため機器分析に比べてノイズが大きくなってしまう。ノイズには傾向を持たないものと傾向を有するもの（バイアス）があり，バイアスは要因を除去することにより減少させることが可能である。表2-6に官能評価のバイアス要因と除去するための対策をまとめた。評価環境には評価に関係ないものは一切置かず，壁やテーブルの色は白，ベージュ，グレーなどが望ましい。食器も白色や無色透明で無味無臭のものを用いる。サンプルを供するコップや皿だけでなく，スプーンやフォークもパネリスト一人ひとりにサンプル数と同数用意する。また，人間は機械と異なり，疲労するので一度に提示するサンプルの数，評価の時間および時間帯にも配慮しなくてはならない。

表 2-6　官能評価の誤差の種類と対策

誤差の種類	内　容	例	対　策
期待による誤差	サンプルへの期待，予見	Aや1と付したサンプルは他よりも優位なイメージ	3桁のランダムコード
刺激による誤差	問題とは無関係なサンプル間の違いが影響	サンプルの形状，大きさ	形状や大きさをそろえる
論理による誤差	色などからの連想による予見	色が濃いと味も濃そう	サンプルの均一化，マスキング
手抜きによる誤差	研究者への好悪感情	研究者への感情によって評価を左右する	パネル選定，教育，訓練
ハロー効果	顕著な1つの特性が他特性へ影響	全体的な印象が個々の特性に影響	評価項目の絞り込み
示唆による誤差	パネルメンバーどうしの相互影響	評価中の会話	ブースによる隔離
位置による偏り（順序効果）	中央や端が及ぼす影響	1つ目のサンプルの評価が実際より高くなったり低くなったりする	提示順序のランダム化
対比効果と収斂誤差	顕著に異なる試料による影響	非常に甘い試料の隣の甘さは実際より弱く	提示順序のランダム化
中央集中傾向	尺度の中央部をよく使う評価	パネルは尺度の中央部分を使いたがる	パネルの訓練

2-2-2　官能評価パネルの種類

　官能評価の被験者の集団を**パネル**，パネルを構成する個人個人を**パネリスト**という。パネルは好き嫌いを主観的に評価する**嗜好型パネル**とサンプルである食品の性質を客観的に評価する**分析型パネル**に分けられる。嗜好型パネルの調査したい食品の対象となる消費者

から性別，年代などを均等に選び，100 人以上の大人数で構成される。嗜好型パネルは訓練の必要はない。

分析型パネルは正常な味覚や嗅覚を有するパネルを選定し，官能評価手法に応じて訓練されたパネルである。分析型パネルはさらに識別テストパネルと記述テストパネルに分けられる。サンプル間の違いの有無のみを調べる識別テストでは高度な訓練は必要ないが，サンプルの特性を定性，定量する記述テストでは，表現力，再現性が求められるため高度な訓練が必要である。

2-2-3　官能評価手法の種類

官能評価には多くの手法があるが，目的に応じて適切なものを選ばなくてはならない。図 2-4 に官能評価手法を目的と情報量で分類した。各グループで代表的なものについて説明する。

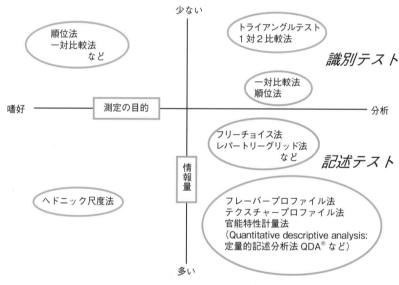

図 2-4　官能評価手法の種類

（1）分析型識別テスト（discriminative test）
1）トライアングルテスト（triangle test）

分析型識別テストで 2 つのサンプル（A，B）間に検出可能な違いの有無を調べる。パネルは 25 名以上から成る分析型識別パネルを用い，A が 2 つで B が 1 つ，または A が 1 つで B が 2 つのサンプル群をパネルに提示し，異なる 1 つのサンプルを選ぶよう指示する。バイアス要因を除去するため，サンプルには 3 桁のランダムコードを付しパネリストごとに提示順序を変える。偶然，正解を選ぶ確率は 3 分の 1 である。結果はパネリストの人数と正解数から統計数値表で調べる。この手法ではサンプル間の違いの有無はわかるが，どこがどのように違うかを明らかにすることはできない。

2）1対2比較法（duo-trio test）

トライアングルテスト同様，2つのサンプル（A，B）間に検出可能な違いの有無を調べる。A（またはB）を対象とし，A，Bから対象と同じサンプルを選ぶよう指示する。サンプルには3桁のランダムコードを付しパネリストごとに提示順序を変える。結果はパネリストの人数と正解数から統計数値表で調べる。

3）一対比較法（paired comparison）

分析型識別テストで2つのサンプル間のある特性について検出可能な違いの有無を調べる。分析型識別パネルを用い，特定の特性について例えば，より甘いサンプルを選ぶよう指示する。サンプルには3桁のランダムコードを付し，提示順序を変える。結果はパネリストの選択数と人数から統計数値表で調べる。この手法では分析者の意識する特性に関して，違いの有無はわかるが，どのくらい違うかを明らかにすることはできない。

4）順位法（ranking test）

3つ以上のサンプルを提示し，分析型識別パネルにある特性について強度の順位をつけるよう指示する。サンプルには3桁のランダムコードを付し，提示順序を変える。結果はフリードマン検定で解析する。順位法はいくつものサンプルを一度に評価できるので実施が容易であるが，順位の差の大小はわからない。またグループ内での順位を他のグループの順位と比較できない。

（2）分析型記述テスト（descriptive analysis）

識別テストと異なり，差の有無だけなく，「どこがどれだけ違うか」を明らかにすることができる。最も情報量が多く，後で述べるプリファレンスマップを描くために必須の記述データが得られる。最も良く用いられるのが，官能特性計量法（Quantitative descriptive analysis：定量的記述分析法QDA®）である。官能特性計量法は人間の感覚を検出器とした機器分析のようなものであり，メンテナンスされていない分析機械では良好な結果が得られないのと同様に優秀なパネルを用いないと結果の信頼性が落ちてしまう。

1）パネル

優秀なパネルとは，特に鋭敏な感覚や食品に対する知識を持っている必要はない。逆に表2-6に示すように，知識や先入観はバイアス要因になってしまうこともある。選定では，簡単な味覚や嗅覚のテストを実施後，表現力や説明能力，協調性が備わった人を採用する。官能評価に対する関心や熱意も重要である。その後，化合物を用いた単純なモデル系や複雑な実際の食品などを使ってパネルを訓練し，評価するための尺度を確立させる。記述テストのパネルは訓練やパネル全員での共同作業などが必要なので，決められた時間に出席できることが重要である。以上の条件を考慮すると，パネルは社外，学外の人間を集めるのが望ましい。社員や学生は会議や授業，自分の実験があり出席が困難な場合が多い。また知識や先入観，人間関係が論理による誤差，手抜きによる誤差につながりかねない。

2）尺　度

官能特性計量法では通常，線尺度（line scale）を用いる。15 cm程度の直線上で何も感

じない場合は線の左端，感じた強度に応じて線上にチェックする。チェックした位置を左端を0，右端を100として計算し，データとする。

3）手　順

高度に訓練された6～15人程度から成る記述パネルを用い，以下の手順に従い，官能特性計量法は実施される。

① パネル選定，訓練

② 言葉だし

③ 特性用語の選定

④ 試し評価

⑤ 尺度合わせ

⑥ 評価

言葉だしでは，各パネリストが提示されたサンプル中に感じられる官能特性（attribute）を全て書きだす。**特性用語の選定**では，出された官能特性を外観，香り，味，食感，フレーバー，後味に分類する。香りはサンプルを口に入れる前に鼻で感じるにおい，フレーバーは口に入れている間に喉から鼻に抜けるにおいとしている。パネル全員での話し合いにより類似した特性をまとめたり，複雑な特性を分解したりして，パネル全体で共通して認識できる官能特性を選び出す。また具体的な食品などを示しながら確認するとパネルは理解しやすい。評価する官能特性が決まったら試し評価を行う。各パネリストは自分の試し評価結果と他のパネリストたちの評価結果を比べ，お互いに説明，確認しながら尺度を調整する。この工程が**尺度合わせ**であるが，パネリストには個人差があるので完全に一致することはないし，尺度の調整を強要してはいけない。尺度合わせが終了したら，本評価を行う。パネルの疲労などを考慮して，サンプル数が多い時は何回かに分け，休憩を入れ

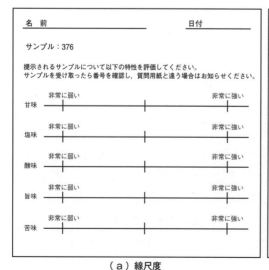
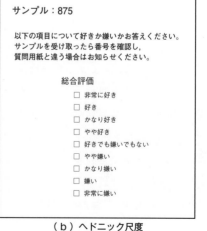

（a）線尺度　　　　　　　　　　　（b）ヘドニック尺度

図2-5　線尺度とヘドニック尺度の質問票

ながら評価する。サンプルには3桁のランダムコードを付し，パネリストごとに提示順序を変える。図2-5（a）に官能特性計量法の質問票例を示す。データは

$$パネリスト数 \times サンプル数 \times 官能特性数$$

からなり膨大な数になるので，時間と手間の省力化，および回答漏れや入力ミスをふせぐためにデータ収集用のコンピュータソフトウェアも活用されている。

4）データの検定

官能特性計量法のデータは0から100の数値データで得られるので，様々な解析に適用できる。まず平均，標準偏差など基本統計量を求め，サンプル間の有意な差の有無を，サンプル数が2つの場合は**t-検定**，3つ以上の場合は**分散分析**により検定する。さらにサンプル数が3以上の場合はどのサンプル間に違いがあるかを調べるため**多重比較検定**を行う。多重比較検定法はいくつかの種類があるが，方法により結果が異なる。一般的にはテューキー（Tukey）の多重比較法が使われる。分散分析や多重比較は統計解析ソフトウェアで計算できるし，官能評価データ収集ソフトウェアには簡単な解析機能が含まれているものも多い。評価結果は平均値を表やレーダーチャートにまとめる。図2-6にリンゴジュースの評価結果のレーダーチャートを示す。

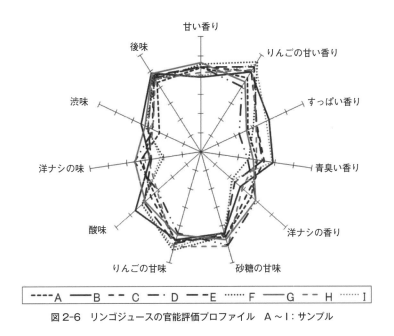

図2-6　リンゴジュースの官能評価プロファイル　A〜I：サンプル

（3）嗜好テスト

嗜好テストのパネルは選別や訓練は必要なく，嗜好を調べたい対象の条件にあてはまる人たち大人数からなる。嗜好テストも単に「どちらが好きか」や「好きな順位」を調べる**一対比較法**や**順位法**と「どのくらい好きか」という情報が得られる**ヘドニック尺度法**がある。一対比較法や順位法の手順や検定方法は分析型テストと同じである。一方，ヘドニッ

ク尺度は線尺度と同様に数値データが得られる。ヘドニック尺度は，好ましさを表す尺度であり，通常，7段階や9段階で最も好まれない（「非常に嫌い」，「きわめて嫌い」など）を1点，最も好まれる（「非常に好き」，「きわめて好き」など）を7点や9点としてデータとする。線尺度が連続したデータであるのに対し，ヘドニック尺度は整数データである。図2-5（b）にヘドニック尺度の質問票例を示す。パネルには数字は見せない方がよいとされている。

　通常，実施される**消費者嗜好テスト**（consumer test）では，パネルの人数は最低でも100人，性別，年齢が偏らないようにする。サンプルによっては男性のみや女性のみ，特定の年代のみという場合もあるかもしれないし，特定製品の使用頻度などが条件になる場合もある。嗜好テストではパネルリクルーティングが重要であり，対象でないパネルから得た結果は無駄なものになってしまう。パネルは評価会場に集められ，仕切られたブース内でサンプルをヘドニック尺度で評価する。サンプルには3桁のランダムコードを付し，パネリストごとに提示順序をランダム化する。得られた結果は官能特性計量法と同様に平均，標準偏差など基本統計量を求め，t-検定や分散分析，多重比較検定法によりサンプル間の違いの有無を調べる。

2-2-4　ケモメトリックス（chemometrics）

　官能特性計量法や消費者嗜好テストで得られた結果は多くの変数からなる**多次元データ**である。機器分析データや官能評価データのような複雑かつ膨大な多変量データから，情報を抽出する手段がケモメトリックス手法である[19),20)]。図2-7にケモメトリックス手法の分類をまとめた。

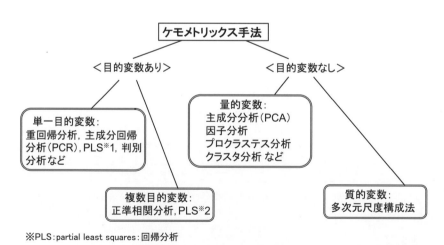

※PLS：partial least squares：回帰分析

図2-7　ケモメトリックス手法の種類

（1）データの可視化

　官能特性計量法では結果を図2-6のようなレーダーチャートに表すが官能特性数やサンプル数が多い場合，官能特性間，サンプル間の関係を理解することが難しい。そこ

で，多変量データの情報損失を最小限にしながら，次元を減らす**主成分分析**（principal component analysis：PCA）を用いる。主成分分析では，サンプルを表す主成分得点と官能特性を表わす因子負荷量が得られる。主成分得点と因子負荷量を同一平面上にプロットしたものを**バイプロット**という。図2-8にリンゴジュース評価の主成分分析結果のバイプロットを示す。図2-8の場合，官能特性が9つなので9次元の情報を第1主成分と第2主成分の2次元に集約したことになる。第1主成分，第2主成分の寄与率はそれぞれ57，22％であり，次元を2つに減らしても元のデータの約80％の情報が維持されている。バイプロットでは近くにプロットされているサンプル同士は似た性質であり，近くにある官能特性はそのサンプルで強いことを示している。

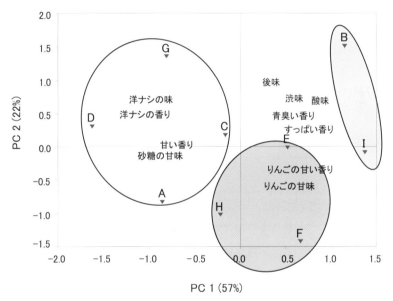

図2-8 リンゴジュースの主成分得点と因子負荷量バイプロット A～I：サンプル

（2）グループ化

図2-8ではサンプルが3つのグループに分けられているが，このグループ化は**クラスタ分析**（cluster analysis）に基づいている。クラスタ分析は多次元空間で距離が近いもの同士を結び付けて客観的にグループ化する解析手法である。

同様に消費者嗜好テストの結果にも主成分分析やクラスタ分析が適用できる。図2-9に消費者パネルのクラスタ分析結果をデンドログラム（樹状図）で表した例を示す。Aで分けると2群，Bで分けると右側のグループがさらに分かれて3群，Cで分けると左側のグループも分かれて4群に分けられる。グループごとに嗜好パターンが異なるので，好まれるサンプルも異なる。嗜好テストの結果をパネル全体で平均すると，どのグループでもそこそこ好まれている商品が最も良いとされ，グループ内で最も好まれている商品を見落としてしまう。

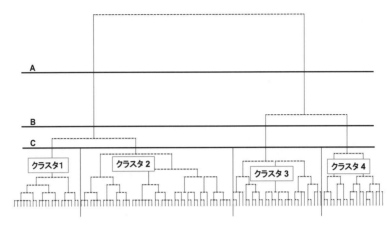

図 2-9　消費者嗜好パネルのクラスタ分析

（3）回帰分析

官能特性の強度や嗜好得点などを目的変数として，それらに何が重要であるか調べるために回帰分析により予測モデルを作成する。回帰分析では PLS（partial least squares）回帰分析が最もよく使われる。PLS 回帰分析には目的変数が 1 つの PLS1 と複数の PLS2 がある。PLS 回帰分析は官能評価データと機器分析データの関連付けや嗜好データと分析型データから PLS プリファレンスマップ（PLS Pref Map）を描くのに用いられる。

（4）最適化

図 2-7 の分類には含まれていないが，ケモメトリックスには実験計画法などの最適化手法がある。実験計画法では製造条件などでどのような因子が影響するかを明らかにし，応答局面法で最適条件を求める。応答曲面法は最適化 Pref Map を描くのに用いられる。

2-2-5　プリファレンスマッピング

官能特性計量法のデータと嗜好データを組み合わせると，プリファレンスマップ（Pref Map）を描いて「消費者がどのサンプルをどのような官能特性をもとに好んでいるか」を明らかにすることができる。Pref Map には主に 3 種類あり，データによって使い分ける。

（1）インターナル Pref Map（主成分 Pref Map）

嗜好データを主成分分析し，主成分得点（サンプル）と因子負荷量（嗜好パネル）をプロットすることにより，パネルがどのサンプルを好むか図示することができる。さらに主成分得点と官能特性計量法の各官能特性スコアとの相関係数を求め，プロットするとパネルが好む特性，嫌う特性を明らかにできる。図 2-10 にリンゴジュースの主成分 Pref Map を示す。

（2）エクスターナル Pref Map（最適化 Pref Map）

嗜好データを応答として，官能特性計量法のデータと 2 次モデルを作成し，応答曲面を描く。図 2-11 に市販食パンの最適化 Pref Map を示す。楕円は嗜好スコアの高さを表す等高線で，サンプル B 付近が最も嗜好スコアが高いことを示している。逆に左上に向かって嗜好スコアは下がっていく。

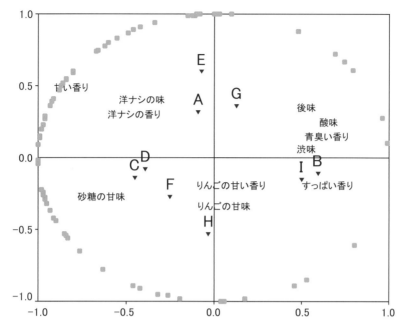

図2-10 リンゴジュースの主成分 Pref Map 円周上の点は各パネリストを表す

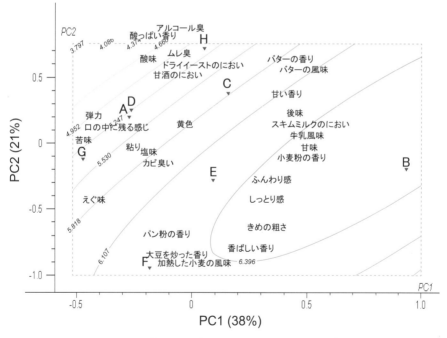

図2-11 食パンの最適化 Pref Map A～H：サンプル

（3） PLS Pref Map

各嗜好パネリストを目的変数，官能特性計量法データを説明変数として，PLS2により回帰分析する。図2-12にシャルドネワインのPLS Pref Mapを示す。点はパネリストを表し，AやBのように点が集中しているサンプルは好まれていることを示している。

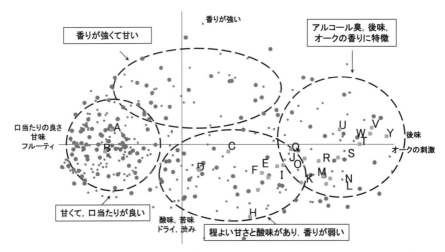

図 2-12　シャルドネワインの PLS Pref Map　A〜W：サンプル　点は各パネリストを表す

官能評価と理化学測定値

　食品は視覚，嗅覚，味覚，聴覚，触角すべてで感知して摂取するものであり，食品の特性は式（1）のように表すことができる。一方，式（2）のように食品は多数の成分で構成されており，さらに物理的因子が加わって食品の特性として五感に感知される。揮発性成分，水溶性成分，物性などは，機器分析により理化学測定値が得られる。官能特性データは分析型記述テストにより得られる数値データなのでこれら理化学測定値との関連をケモメトリックス手法により解析できる。

$$食品の特性 = \Sigma \beta_i 官能特性_i$$
$$= \beta_1 外観 + \beta_2 香り + \beta_3 味 + \beta_4 フレーバー + \beta_5 食感 + \beta_6 咀嚼音 + \beta_0 \quad (1)$$
$$食品の成分 = \Sigma \beta_i 揮発性成分_i + \Sigma \beta_i 水溶性成分_i + \beta_0 \qquad (2)$$

　官能評価データと理化学測定値の関連付けとして，魚介類の加熱香気について示す。揮発性成分は数が多く，食品の香り，フレーバーに関わっているため，揮発性成分が食品に占める役割は非常に大きい。「ゆでたホタテのにおい」を目的変数，連続蒸留抽出（SDE）法で調製した揮発性成分を説明変数とした PLS1 回帰分析結果を示す（図 2-13）[21]。図 2-13 では「ゆでたホタテのにおい」の近くにプロットされた化合物が「ゆでたホタテのにおい」にプラス寄与，遠くの化合物がマイナス寄与することを示している。また，図 2-14 では魚類の加熱香気について，官能特性計量法で評価した特性すべてを目的変数として PLS2 回帰分析し，化合物と官能特性との関係を図示した[22]。図中の番号は表 2-7 の化合物番号に対応するが，A 群は魚に本来存在するもの，B 群は加熱により生成するも

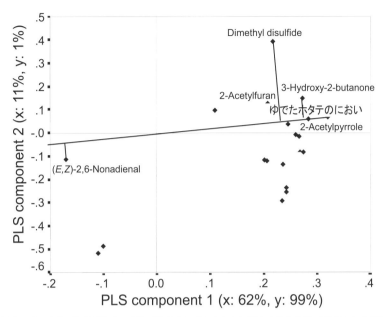

図2-13　ホタテ加熱香気中の「ゆでたホタテのにおい」に寄与する化合物（PLS1による解析）

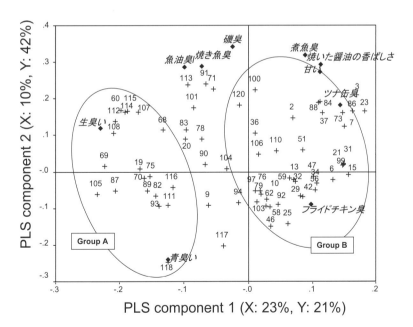

図2-14　魚類加熱香気の官能特性と化合物プロット（PLS2による解析）

のが含まれていた。

　官能評価と理化学測定値を関連付け特性に重要な成分を明らかにできれば，食品の品質を向上させより好まれる製品の開発につながる。しかし，現在の分析技術では香気成分の捕集，濃縮方法でも完璧なものはなく，測定値から本当にその食品を再現できるとは言い難い。また人間は五感を同時に使って食品を味わうため，成分同士の相互作用も考慮する必要があり，さらに複雑な系になる。理化学測定値には限界があり，官能評価の補助的なデータとして扱うことが望ましい。

表 2-7　魚類煮汁の官能特性に寄与する化合物

ピーク No.	化合物名	プラス寄与する特性	マイナス寄与する特性
2	1-Methylpyrrole	磯臭	
3	(E)-3-Penten-2 -one	しょうゆ※，甘い，焼き魚臭，ツナ缶臭，磯臭，煮魚臭	青臭い
6	3-Penten-2-ol	フライドチキン臭	生臭い
7	Pyridine	しょうゆ，ツナ缶臭，煮魚臭	
9	Unknown		魚油臭
10	3-Methyl-1-butanol		フライドチキン臭
13	Unknown		ツナ缶臭，煮魚臭
15	N,N-Dimethylaminoacetonitrile	フライドチキン臭	青臭い
19	1-Methylthiopropane	青臭い，生臭い，磯臭	甘い
20	Unknown	魚油臭	
21	Methylpyrazine	しょうゆ	
23	1-Hydroxy-2-propanone	魚油，しょうゆ，甘い，ツナ缶臭，磯臭，煮魚臭	生臭い
25	3-Methyl-2-pentanol		しょうゆ，焼き魚臭，磯臭
29	2,5-Dimethylpyrazine	フライドチキン臭	
31	N,N-Dimethylformamide	フライドチキン臭	
32	2,6-Dimethylpyrazine	ツナ缶臭，煮魚臭	
34	2,3-Dimethylpyrazine	フライドチキン臭	生臭い
36	Alkylalcohol	魚油臭，甘い，焼き魚臭，ツナ缶臭，煮魚臭	青臭い
37	1-Hydroxy-2-butanone	しょうゆ，甘い，ツナ缶臭，煮魚臭	青臭い，生臭い
42	2,3,5-Trimethylpyrazine	フライドチキン臭	生臭い
46	2,5-Dimethyl-3-ethyl-pyrazine		磯臭
47	3-Methylthiopropanal	魚油臭，フライドチキン臭	
51	2,3-Dimethyl-5-ethylpyrazine	焼き魚臭，フライドチキン臭	
56	2-Ethyl-2-hexanol		ツナ缶臭
58	Benzaldehyde		魚油臭，焼き魚臭，生臭い
59	2-Methylthioethanol	しょうゆ	
60	Unknown	魚油臭，生臭い	
62	5-Methylfurfural	青臭い	しょうゆ，ツナ缶臭，磯臭，煮魚臭
68	2-Undecanone	焼き魚臭	青臭い
69	Undecanal	青臭い，生臭い	しょうゆ，甘い，ツナ缶臭，煮魚臭
70	(Z)-2-Decenal	青臭い	甘い
71	2-(2-ethoxyethoxy)-ethanol		青臭い，フライドチキン臭
73	Butanoic acid	魚油臭，しょうゆ，焼き魚臭，磯臭	
75	(E)-2-Decenal		甘い

ピーク No.	化合物名	プラス寄与する特性	マイナス寄与する特性
76	2-Acetylthiazole		ツナ缶臭
78	Furfuryl alcohol	生臭い	
79	1-Nonanol		生臭い
82	(E,E)-2,4-Nonadienal	青臭い	しょうゆ，煮魚臭
83	4-Ethylbenzaldehyde	魚油臭，焼き魚臭，磯臭	
84	3-Methylthiopropanol	焼き魚臭，磯臭	
86	3,4-Dihydropyran	魚油臭，しょうゆ，甘い	
87	(E)-2-Dodecenal	青臭い	甘い，煮魚臭
88	5-Ethyl-2 (5H)-furanone	ツナ缶臭	
89	(E,Z)-2,4-Decadienal	青臭い	煮魚臭
90	Unknown	フライドチキン臭	
91	2-(2-Butoxyethoxy)-ethanol	魚油臭，焼き魚臭，磯臭	
92	Dihydro-5-propyl-2 (3H)-furanone	甘い，フライドチキン臭	
93	(E,E)-2,4-Decadienal	青臭い	しょうゆ，甘い，ツナ缶臭，煮魚臭
94	3-Thienylmethanol		焼き魚臭
97	Geranyl acetone		魚油臭，しょうゆ，焼き魚臭，フライドチキン臭，煮魚臭
99	2,4,4-Trimethyl-3-hydroxypent-1-yl isobutyrate		煮魚臭
100	2,2,4-Trimethyl-1, 3-pentanediol diisobutyrate	魚油臭，しょうゆ，甘い，焼き魚臭，ツナ缶臭，磯臭，煮魚臭	青臭い
101	2,4,4-Trimethyl-5-hydroxypent-3-yl isobutyrate	魚油臭，甘い，磯臭	
103	2-Phenylethanol		磯臭
104	5-Butyldihydro-2 (3H)-furanone	魚油臭，しょうゆ，甘い，ツナ缶臭，フライドチキン臭，煮魚臭	青臭い
105	2,4-Undecadienal	生臭い	甘い，ツナ缶臭，フライドチキン臭
106	2-Phenyl-2-butenal	しょうゆ，焼き魚臭，フライドチキン臭	青臭い
107	Unknown	魚油臭，焼き魚臭，生臭い	
108	Alkylpyridine	生臭い	
110	2-Acetylpyrrole		青臭い
111	Dodecanol	生臭い	
112	Alkylpyridine	生臭い	
113	Phenol	魚油臭，しょうゆ，甘い，焼き魚臭，生臭い，ツナ缶臭，磯臭	青臭い
114	2-(1-methylpropyl)-phenol	魚油臭，焼き魚臭，生臭い	
115	2-(1-Methylpropyl)-cyclopentanone	焼き魚臭，生臭い，磯臭	
116	2-Pentadecanone		磯臭
117	Dihydro-5-pentyl-2 (3H)-furanone	フライドチキン臭	魚油臭，しょうゆ，ツナ缶臭，磯臭，煮魚臭
118	Unknown	青臭い，生臭い	魚油臭，しょうゆ，甘い，焼き魚臭，ツナ缶臭，磯臭，フライドチキン臭，煮魚臭
120	Octnoic acid	甘い，ツナ缶臭，磯臭，煮魚臭	

※ 焼いたしょうゆの香ばしさ.

2-4　調理操作による食品の変化

2-4-1　嚥下困難者用食品許可基準

　嚥下過程は，口腔期，咽頭期，食道期の３期に分けられ，摂食嚥下過程は，食物を取り込む前段階の先行期（認知期）や準備期を加えた５期に分類される。３期のうち，口腔期は食塊が口腔から咽頭部まで到達する過程，咽頭期は，食塊が咽頭部から食道入口部まで移動する過程（前期と後期に分けられる），食道期は，食道期から噴門までの食塊の移動時期である。

　厚生労働省が定めた嚥下困難者用食品許可基準を示す（表2-8）。

2-4-2　ユニバーサルデザインフード

　咀嚼・嚥下困難者が飲み込みやかむ機能が低下した人が安心して食べられるように，食品を選択する際の目安として日本介護食協会では，「かむ力，飲み込む力」を参考とした区分である表示「ユニバーサルデザインフード自主規格」を定めている。ユニバーサルデザインフードのパッケージにはユニバーサルデザインフードマークマークが記載されている（ロゴマークと共に区分数値，区分形状を表示している）。

図2-15 ユニバーサルデザインフードのロゴマーク

　ユニバーサルデザインフードには，かたさや粘度に応じて分類された４つの区分を表示している（表2-8）。

　区分1　容易にかめる
　区分2　歯ぐきでつぶせる
　区分3　舌でつぶせる
　区分4　かまなくてよい

　嚥下機能が低下して誤嚥すると，肺炎を発症する。誤嚥を防ぐためには，咽頭部での食塊の移動速度を遅くすることが必要となる。水は咽頭部での食塊の移動速度が遅いため，誤嚥しやすい飲み物であることから，咀嚼・嚥下機能が低下している場合は，咀嚼できるかたさ，まとまりやすさ，飲み込みやすさを備えていることが必要である。水を含む食べ物や飲み物にはとろみをつけることで，飲み物や食品が口の中でまとまりやすくなり，ゆっくりと咽頭部へ流れるようになる。

とろみ調整食品について，日本介護食品協議会では，とろみの状態によって表示を統一し，とろみのつき方を4段階のイメージで表現している。

表2-8　ユニバーサルデザインフードの区分と物性規格

区分数値など		1	2	3	4	とろみ調整食品
区分形状		容易に噛める	歯ぐきでつぶせる	舌でつぶせる	噛まなくてよい	
かむ力の目安		硬いものや大きいものはやや食べづらい	硬いものや大きいものは食べづらい	細かくて軟らかければ食べられる	固形物は小さくても食べづらい	
飲み込み力の目安		普通に飲み込める	ものによっては飲み込みづらいことがある	水やお茶が飲み込みづらいことがある	水やお茶が飲み込みづらい	食品に添加することにより，あるいは溶解水量によって，区分1〜4に該当する物性に調整することができること
物性規格	かたさ上限値（N／m²）	5×10^5	5×10^4	ゾル：1×10^4	ゾル：3×10^3	
				ゲル：2×10^4	ゲル：5×10^3	
	粘度下限値（mPa・s）			ゾル：1500	ゾル：1500	
性状など				ゲルについては著しい離水がないこと．固形物を含む場合はその固形物は舌でつぶせる程度にやわらかいこと．	ゲルについては著しい離水がないこと．固形物を含まない場合は均質な状態であること．	

（日本介護食品協議会，2003）

章末問題

問1 おいしさと味覚についての記述である。正しいのはどれか。

(1) 味の種類には，甘味，酸味，塩味，辛味，うま味を加えた5つの基本味がある。

(2) 味の抑制効果は2種の呈味物質を混ぜた時に，一方もしくは両方の味が弱まる現象である。

(3) ミラクルフルーツを食べた後，梅干しを食べると酸味を強く感じる。

(4) ブドウ糖の甘味はショ糖の1.3倍である。

(5) テクスチャーとは食物の化学的性質の総称であり，おいしさの重要な要素である。

問2 官能評価パネルについての記述である。正しいのはどれか。

(1) 分析型記述パネルの人数は多ければ多いほどよい。

(2) 嗜好型パネルは人数がそろえば，どのような人でもかまわない。

(3) パネルは特に鋭敏な感覚を持っていなくてもかまわない。

(4) 分析型パネルは，食品に対する知識が豊富な研究員などが望ましい。

(5) 分析型パネルは性別，年代など均等でなければならない。

問3 食品のテクスチャーに関する記述である。正しいのはどれか。

(1) えん下困難者用食品の許可基準には，付着性の基準値がある。

(2) マヨネーズの粘度は，コロイドの平均粒子径が大きいほど高い。

(3) 生クリームは，油中水滴型エマルションである。

(4) 流動性をもったコロイド分散系を，ゲルという。

(5) 砂糖濃度が同じとき，ゲルがゾルよりも甘みを強く感じる。

解説

(1) 味の種類は，甘味，酸味，塩味，苦味，うま味を5つの基本としている。

(3) ミラクルフルーツは酸味のある食べ物を甘く感じさせる。

(4) ブドウ糖はショ糖に比べ，α型で0.5倍，β型で0.8倍である。

(5) テクスチャーとは食べ物の硬さや粘り，弾力性など物理的性質の総称である。

解説

(1) 人数が多くてもノイズが増えるので，選抜，訓練された6～15人程度を用いる。

(2) 調べたいサンプルにより，対象者を選び，性別，年代などが均等になるようにする。

(4) 知識や先入観はバイアスになる。

(5) 分析型パネルは，機械のようなものなので，性別などは問題にならない。

解説

(1) 嚥下困難者用食品の許可基準には，かたさ（一定速度で圧縮した時の抵抗），付着性，凝集性の基準値がある。嚥下困難者用食品はそしゃくを容易にし，誤嚥や窒息を防ぐことも目的とした食品である。

(2) マヨネーズの粘度は，コロイドの平均粒子径が小さいほど高く，かたい。

(3) 生クリームは，水中油滴型（O／W）エマルションである（牛乳やマヨネーズなど）。

(4) 流動性をもったコロイド分散系はゾルといい，ゲルは流動性がない。

(5) 砂糖濃度が同じとき，ゾルがゲルよりも口腔内全体に広がるため甘みを強く感じる。

解　答	
問1　(2)	問2　(3)
問3　(1)	

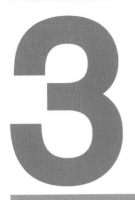

3 調理の基本

3-1 非加熱調理操作の原理・要点

3-1-1 計量・計測

　調理を効率的に行い，また再現性をもたせるためには，食品や調味料を正確に計量し，温度管理や加熱時間などの計測が必要である。計量には秤を用いた重量の計量と，計量カップ（200 mL）や計量スプーン（大さじ 15 mL，小さじ 5 mL）を用いた体積の計量がある。液状や粉状の食品や調味料の計量には体積での計量が簡便であるが，量る時のすり切り方や押し込み方によって変化がおきやすいため，正しい計量の方法を身に付ける必要がある。食品の体積と重量との関係を覚えておくと便利が良い（表3-1）。また，料理のでき上がりに大きく影響する調理時間や温度の管理は，キッチンタイマーや温度計などの計測器を用いることで調理上の失敗や無駄を減らすことができる。

表 3-1　体積（計量スプーンと計量カップ）と重量との関係（g）

食品名	計量スプーン		計量カップ
	小さじ　5 mL	大さじ　15 mL	200 mL
水・酢，酒	5	15	200
しょうゆ，みりん，みそ	6	18	230
食塩	6	18	240
上白糖	3	9	130
グラニュー糖	4	12	180
小麦粉（薄力粉，強力粉）	3	9	110
かたくり粉	3	9	130
トマトケチャップ	6	18	240
ウスターソース	6	18	240
マヨネーズ	4	12	190
油，バター	4	12	180

3-1-2 洗　　浄

　食品の洗浄は，不要なものを取り除くことで衛生・安全性を高めること，また不味成分を除くことで嗜好性を高める操作のことである。洗浄水は水道水を用いる水洗いが基本で

あるが，場合によっては，食塩水，酢水，洗剤水を用いる。

また，食品に限らず，調理器具や食器，布巾などの洗浄も大切である。

3-1-3 浸　漬

浸漬とは食品を水または塩水や酢水などの液体に浸すことで，水分や調味液を浸透させたり，食品成分の溶出を利用したり，空気の遮断による褐変の防止や保存性の向上を目的とした操作である（表3-2）。

表3-2　浸漬の目的とその効果

効果の分類	目　的	浸漬液または調味料	主な食品
浸透による効果	吸水・膨潤	水（時に温水）	こめ だいず 乾物（乾しいたけ，切干しだいこん，高野豆腐，乾燥わかめ，貝柱など） 寒天，ゼラチン
	テクスチャーの向上	冷水	生野菜，刺身のけん（だいこん）
	調味液の浸透	調味液（しょうゆ，酢，砂糖など）	お浸し，マリネ，煮豆
成分の抽出による効果	うま味成分の溶出	水（または沸騰水）	こんぶ，かつお節，煮干し 肉，魚（骨，あらを含む）
	アク抜き えぐ味，渋味，苦味，臭み	水 酢（0.5〜3％） 重曹（0.2％以下） 米のとぎ汁，糠（10％） 牛乳	ごぼう れんこん，うど わらび，ぜんまい たけのこ，身欠きにしん レバー，魚
	塩出し（呼び塩） 砂出し	食塩（1〜1.5％） 食塩（3％，海水程度）	塩かずのこ，塩鮭 はまぐり，あさり
遮断による効果	褐変の防止	水 食塩（1％） 酢（1〜3％） 砂糖（10％） レモン汁	いも類，なす，ごぼう りんご，なし れんこん，うど 果物 バナナ
	保存性の向上	食塩（3〜30％） 酢 砂糖 酒 油	塩蔵食品 ピクルス，しめさば 果物，くりなどのシロップ漬け 果実酒 いわしのオイル漬け

（1）浸透による効果

1）吸水・膨潤

こめやだいず，乾しいたけや切干しだいこんなどの乾物，寒天やゼラチンは加熱前に充分な吸水を行い膨潤させてから用いる。こめやだいずは吸水することで熱伝導がよくなり，ふっくらとした炊き上がりとなる。乾物は吸水による膨潤ででき上がり量が大きく変わってくるので，それぞれのもどし率（膨潤率）から必要量を算出する必要がある。乾物のもどし方ともどし率を表3-3に示す。

2）テクスチャーの向上

生野菜や刺身のけんなどはシャキッとした歯ごたえが好ましい。浸水することで細胞内に水分が取り込まれて張りがでることでテクスチャーが向上する。

表 3-3　乾物のもどし方ともどし率

食品	もどし方	もどし率
乾しいたけ（香信）	さっと水洗いをした後，ひたひたの水に 5〜6 時間浸す．	4 倍
乾しいたけ（冬菇）	さっと水洗いをした後，ひたひたの水に 1 晩浸す．	4.5 倍
きくらげ	ひたひたの水に 20 分浸す．	7 倍
高野豆腐（凍り豆腐）	60 ℃の湯に浸して 25 分おく．水にとり，押し絞る．戻さなくてもよいものもあるため，商品の表示を確認する．	6 倍
切干しだいこん	さっともみ洗いし，たっぷりの水に 15 分浸す．	4 倍
かんぴょう	塩をふりかけてもみ洗いし，塩を洗いおとす．水に浸してもどす，または軟らかくなるまでゆでる．	7 倍
ひじき	ざるを使用してさっと洗い，水に 20 分浸す．	8.5 倍
塩蔵わかめ	さっと洗って塩を洗い落とし，水に 10 分浸す．	1.5 倍
カットわかめ	水に 5 分浸す．	12 倍

（女子栄養大学出版部，『調理のためのベーシックデータ（第 6 版）』，（2022 年）一部改編）

3）調味液の浸透

しょうゆや酢，みりん，酒などの液体調味料や塩や砂糖，香辛料などを混合させた調味液に浸けこみ，浸透圧を利用して食品に味を浸透させる方法である．

（2）成分の抽出による効果

1）うま味成分の溶出

こんぶや煮干し，乾しいたけやほたての貝柱など，水に浸水することでうま味成分を溶出させてだし汁として用いる．こんぶは低温でもうま味の溶出があるため，「水出し」が可能であり，それを加熱することでさらに濃厚なだしをひくことができる．

2）アク抜き

食品に含まれる不味成分（えぐ味，渋味，苦味，臭み）の総称をアクといい，これらを除くためにアク抜きを行う．アクの成分はアルカリ性無機塩類，アルカロイド，有機塩類，ポリフェノールなどであり，水溶性の成分が主体であるため水に浸漬させることが基本となる．アクの強い山菜は重曹水にさらすことで軟化し，アク成分が溶出されやすくなる．たけのこはこめのとぎ汁や糠（ぬか）を加えた水でゆでることでアクを吸着させる．

3）塩出し・砂出し

塩出しは，塩分の多い塩魚やかずのこなどを薄い塩水（1〜1.5 ％）に漬けて塩抜きすることである．真水につけると塩分濃度は魚の方が高いために真水を多く吸い込み，ふやけてしまうが，水に食塩を加えておくと魚が水を吸い込まずに塩抜きができる．呼び塩，迎え塩ともいう．また，はまぐりやあさりなどの貝類は，海水程度の塩水（3 ％）に浸水し呼吸をさせることで砂を吐き出す．

（3）遮断による効果

1）褐変の防止

ごぼうやれんこん，りんご，じゃがいもなどの野菜や果物，いも類は皮をむいたり切った後にそのまま置いておくと切り口が褐変してしまう．これは空気に触れることで食品中のポリフェノール（基質）がポリフェノールオキシターゼ（酵素）により酸化され，メラ

ニン（褐変物質）を生成するためである。そのため，切り口を水につけて酸素を遮断するか，食塩水や酢水につけて酵素作用を抑制することで褐変を防ぐことができる。

2）保存性の向上

高濃度の食塩水，砂糖，酢水や酒，油に浸けることで空気を遮断し，微生物の増殖が抑えられることで食品の保存性を高めることができる。

3-1-4　切　　断

切断とは，包丁や料理ばさみなどを使用して食品を食べやすい形や大きさにすることである。食べられない部分やおいしくない部分などの不可食部分を除去することで安全性

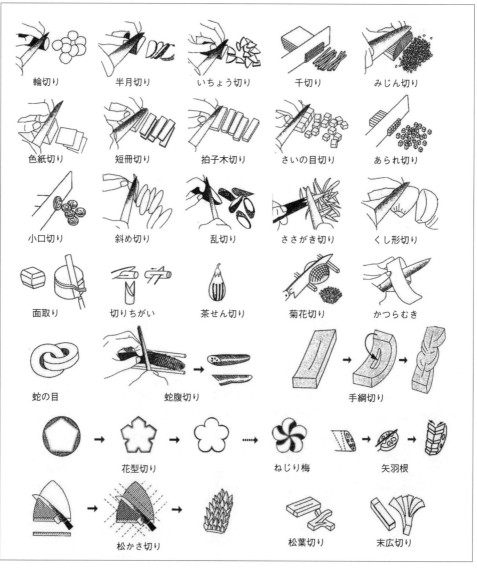

図3-1　食材の切り方

や嗜好性を高め，形や大きさを整えることで食べやすくする，形を揃えることで加熱の均一，小さくすることで加熱時間の短縮，表面積を大きくすることで調味料を浸透しやすくするなどの調理操作性を高める。野菜や肉類などは，繊維を切断するように切ることで軟らかくしたり，繊維に沿って切断することでシャキッとした歯ごたえにするなどのテクスチャーを変化させる。でき上がりの形を美しく仕上げるために飾り切りを施したり，面取りをして煮崩れを防ぐことができる。菊花かぶやきゅうりの蛇腹切りは，表面積を大きくして味の浸透をよくし，繊維を断ち切ることで食べやすく，更には外観を美しく仕上げるなど切断による複数の効果をもたらす切り方である。図 3-1 に食材の切り方を示す。

3-1-5　粉砕・磨砕

粉砕とは主として穀類を粉状に加工する操作のことをいうが，調理ではミルなどを用いてこしょうやコーヒーなど一般に水分の少ない食品を細かく砕いて粉末状にすることをいい，**磨砕**とはすり鉢とすりこぎ，おろし器，裏ごし器などを用いていりごまやピーナッツをすったり，肉を挽いたり，根菜類をすりおろしたりなど，ペースト状にすることをいう。これらの操作により組織が破壊され，香りの増強，粘着性の増加，辛味の増加，消化率の増加などの効果がある。こしょうやさんしょうは香りが良くなり，わさびはすりおろすことで酵素ミロシナーゼが活性化し辛味が増す。

3-1-6　混合・撹拌・混ねつ

混合や**撹拌**とは 2 種類以上の食品や調味料などを混ぜ合わす操作である。材料の均質化，温度の均一化，粘弾性の付与を目的とし，肉団子を作る際にはひき肉と調味料を混合することで材料を均質化し粘りをだす。ルーを作る際には絶えず撹拌しながら加熱することで温度が均一に拡散し，焦がさずなめらかに仕上がる。マヨネーズの乳化や卵白に空気を混ぜて泡立てる操作なども撹拌という。また，混合の後にこねることで粘弾性が増す操作，例えば小麦粉と水の混合後に，何度もこねてうどんやパン生地を作る操作を**混ねつ**という。

3-1-7　圧搾・ろ過

圧搾とは外部からの圧力により食品を成形したり，圧力をかけて水分を絞る操作をいう。押し型やさらしの布巾を用いた押しずしや俵型のおにぎり，茶巾しぼり，こしあん作りの際にこし袋を使って水分を絞る，果汁を絞る，豆腐の水切りなどがある。ろ過とは，こし器や茶こしを使って液と固体を分ける "こす" 操作であり，フィルターを通して不要部分を除去するコーヒー，お茶，だし汁がある。茶碗蒸しを作る際に卵液をこして均一にする操作も含まれる。

3-1-8 冷却・冷蔵・冷凍

　冷却は調理した材料の温度を下げる目的で行われる操作で，加熱したものを冷ます時や，寄せ物をつくる時に利用する。方法としては室温に放置，あおぐなどの送風，冷水で冷やす，冷蔵庫にいれる，などがある。冷蔵は食品が凍結しない状態の低温で保存することであり，温度帯は1〜10℃であるが，冷蔵庫の温度は通常4〜5℃である。冷蔵のうち，食品が凍結しないぎりぎりの低温で保存することを**チルド保存**（0℃付近）といい，生鮮食品の肉や魚の保存に利用される。冷凍は−18℃以下での保存をいい，凍結の方法には**急速凍結**と**緩慢凍結**がある（図3-2）。食品中の水分80％以上が氷結する温度帯（−1〜−5℃）を**最大氷結晶生成温度帯**（Zone of maximum ice crystal formation）といい，この通過時間の長い緩慢凍結では食味の低下が起こりやすい。これは，ゆっくり凍結されることで氷結晶の粒が大きくなり食品組織を破壊するためである。食味の低下を小さくするためには，最大氷結晶生温度帯を早く通過させる急速凍結が望ましく，強力な冷却力で食品を一気に凍結させる必要がある。

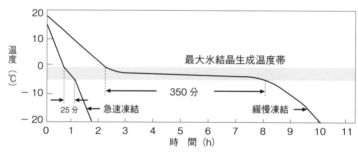

図3-2　急速凍結と緩慢凍結の冷凍曲線

3-1-9 解　凍

　解凍とは凍結された食品を融かす操作であり，低温でゆっくり解凍する**緩慢解凍**（slow thawing）と凍結状態のまま直接加熱して解凍する**急速解凍**（rapid thawing）がある（表3-4）。生の状態で凍結された肉や魚などは，できるだけ低い温度でゆっくり解凍する緩慢解凍が適し，戻しすぎもさけられる。しかし，たんぱく質の変性にかかわる0〜5℃の温度帯をゆっくり通過するため，**ドリップ**（drip）（肉汁）の流失が多くなる。

表3-4　解凍の方法

種　類	方　法	解凍機器
緩慢解凍 　生鮮解凍	自然解凍 低温解凍 液体中解凍	室温 冷蔵庫 水中
急速解凍 　加熱解凍 　生鮮解凍と加熱解凍	焼く，蒸す，ゆでる，揚げる マイクロ波	オーブン，フライパン，蒸し器，湯煎，揚げ鍋 電子レンジ

急速解凍は，**ブランチング**（blanching）（凍結前に70〜80％の加熱処理済み）を施した

市販の冷凍食品や冷凍野菜に適しており，オーブンや蒸し器などを用いた加熱解凍をすることで解凍と仕上げの加熱調理を同時に行うことが可能である。最大氷結晶生成帯を速くに通過するため，ドリップの流失が少なく，それに伴う食味の低下をさけられる。また，電子レンジ解凍では，冷凍前の生の状態に戻す生鮮解凍と仕上げの加熱調理を行う加熱解凍の2面に利用される。手軽に解凍操作が可能な電子レンジであるが，加熱むらが起こりやすく時間管理には充分に注意する必要がある（4-1-4　解凍を参照）。

3-2　非加熱調理器具

非加熱調理器具は，計量用器具（重量，容量，時間，温度），洗浄用器具（洗浄，水切り，乾燥），切断用器具（切る，削る，むく），混合・撹拌用器具（混ぜる，泡立てる），磨砕・粉砕用器具（する，つぶす，おろす，砕く，割る），ろ過用器具（こす，絞る，ふるう），成形用器具（のばす，たたく，ぬく，巻く，絞り出す，形づくる），盛り付け用器具（よそう），冷却用器具（冷やす，凍らす）に分類される。表3-5に非加熱操作と調理器具を示す。

表 3-5　非加熱操作と調理器具

非加熱操作		調理器具
計　量	重量	はかり（上皿台はかり，デジタルスケール）
	容量	計量スプーン（1 mL，5 mL，15 mL），計量カップ（200 mL，1 L）
	時間	時計，タイマー
	温度	温度計（棒状温度計，デジタル温度計，中心温度計）
洗　浄	洗浄	洗い桶，スポンジ類，洗米機
	水切り，乾燥	水切りかご，ざる，布巾，食器洗い乾燥機
切　断	切る	包丁，まな板，料理ばさみ，スライサー，フードプロセッサー
	削る	かつお節削り，うろこ取り
	むく	ピーラー
混合，撹拌	混ぜる	木べら，フライ返し，菜箸，ミキサー
	泡立てる	ホイッパー，ハンドミキサー
磨砕，粉砕	する	すり鉢，すりこぎ，ペッパーミル
	つぶす	ポテトマッシャー，ガーリックプレス
	おろす	おろし器（だいこん，しょうが，わさび，チーズ）
	砕く	アイスクラッシャー，ミキサー
	割る	アイスピック，くるみ割り
ろ　過	こす	万能こし器，うらごし器，みそこし，茶こし，油こし，シノワ
	絞る	レモンしぼり器，ジューサー
	ふるう	粉ふるい
成　形	のばす	めん棒，のし板
	たたく	肉たたき
	ぬく	ぬき型，押し型（にぎり型，物相型），菓子押し型（木型）
	巻く	巻きす（すだれ，鬼すだれ）
	絞り出す	絞り袋，口金
	形づくる	焼き型（スポンジ型，パウンド型，プディング型），流し型，ゼリー型
盛り付け	よそう	しゃくし（玉じゃくし，穴じゃくし），トング，ゴムべら，ケーキサーバー
冷　却	冷やす，凍らす	冷蔵庫，冷凍庫

3-3 加熱調理操作の原理・要点（加熱調理操作と調理機器）

3-3-1 加熱操作

食品の加熱操作には，水を熱媒体とする湿式加熱と水を熱媒体としない乾式加熱のほか，電磁誘導加熱，誘電加熱などがある（表3-6参照）。

表3-6 加熱調理操作の種類

	加熱法の分類	主な調理操作	伝熱の形態	利用温度域（℃）	調味時期	加熱の特徴
外部加熱	湿式加熱（水を利用する加熱法）	煮る	水の対流	〜100 圧力鍋は 110〜120	・加熱中 いつでも	・乾物は水煮中に吸水 ・肉・魚は変性・収縮により脱水 ・水分を多く含むでんぷん食品（いも類，栗など）は変化しない
		蒸す	水蒸気の凝縮熱	100 卵液は 85〜90	・加熱前 ・供卓時	
		ゆでる	水の対流	〜100	・加熱後	
	乾式加熱（水を利用しない加熱）	焼く	金属の伝導 空気の対流 熱源からの放射熱	150〜250	・加熱前 ・加熱中 ・供卓時	食器の表面から水分が蒸発，乾燥し焦げる
		揚げる	高温の油の対流	150〜200 油通しは 120〜140	・加熱前（下味） ・供卓時	水分と油の交代が起きる
		炒める	高温の油と金属板の伝導熱	100〜150	・加熱前（下味） ・加熱中	食品組織中からの水分放出
	誘導加熱（電磁誘導による加熱＝電磁調理器加熱）	湿式・乾式加熱に準ずる，直火焼きはできない	電磁誘導で発生したジュール熱で鍋底を加熱	100〜300	・湿式・乾式加熱に準ずる	
内部発熱	誘電加熱（マイクロ波加熱＝電子レンジ加熱）	湿式加熱に準ずる	食品自身の発熱	食品の水分がある間は100	・加熱前（下味） ・加熱後	水分蒸発が著しい

（下村道子ら：『調理学』，光生館（2010）p.51 を一部改変）

（1）湿式加熱

熱媒体を水または水蒸気とする加熱方式で，100℃付近で加熱されることが多く，主たる伝熱法は対流である。

1）ゆでる（茹でる，boil，poach）

食品を多量の水の中で加熱する操作である。ゆでる目的は，食品の組織を軟化，でんぷんの糊化，たんぱく質の凝固，不味成分（アク，臭み）の除去，食品中の酵素の抑制，消毒・殺菌などがある（表3-7参照）。

表3-7 ゆでる効果を増す添加物

主な目的	食品	添加物
鮮やかな緑色を保つ	青菜，ふき，アスパラガス	重曹0.3〜0.5％ 食塩0.5〜1％
組織の軟化・アク抜き	豆類，山野草（ぜんまい，わらび，よもぎ），干物（たら，にしん）	木灰2〜3％程度 重曹0.3〜0.5％
褐変を防ぎ白く仕上げる	れんこん，ごぼう，うど	食酢0.5〜3％
アクを吸着し，除く	たけのこ，だいこん，カリフラワー	ぬか，こめのとぎ汁，小麦粉
組織の軟化・煮くずれ防止	くり，さつまいも	焼きみょうばん0.5％

（和田叔子ら：『健康・調理の科学』，建帛社（2005）p.132 を一部改変）

2）煮　る（boil, stew, braise）

食品を水，だし汁，調味液の中に入れ途中で調味をする調理法で，通常は100℃付近で食品を加熱する。圧力鍋を用いると高圧により水の沸点が上昇し，120℃付近の高温になり，通常の加熱時間の半分以下の加熱でやわらかくなる。煮物の主な種類は表3-8に示すように煮汁の量により分類される。

落しぶた：煮物を作る際，中の食材に直接のせて煮るふたのことで，鍋の直径より小さいものが用いられる。沸騰した煮汁がふたにあたり，少ない煮汁でもむらなく煮含めることができるほか，食材の煮くずれを防ぐ効果もある。木製，ステンレス製のほか，和紙やアルミホイル，クッキングペーパーなどが利用されている。

表3-8　煮物の主な種類

種　類	煮　方	食品例
白煮，青煮	調味料の色がつかないよう，塩や砂糖で煮る	うど，れんこん，ふき，さやえんどう
含め煮	時間をかけて，ゆっくり煮ることで材料を軟らかくし味をしみ込ませる	凍り豆腐，豆類，芋類
煮込み	比較的大きく切った材料を，時間をかけて軟らかくなるまで加熱する	シチュー，おでん
煮浸し	青菜などさっと煮たあと，煮汁に浸す	青菜など
煮つけ	調味料を煮立てた中で短時間で煮上げる	魚類
煮しめ	根菜類など，煮汁が残らなくなるまで時間をかけてじっくりと煮上げる	根菜類
炒め煮	少量の油で炒めたあと，調味し短時間で煮上げる	卯の花（おから），きんぴら，いり鶏
吉野煮	煮汁にでんぷんを加えてからませる	とうがん・鶏ささみ

（久木久美子ら：『調理学』，化学同人（2011）p.38を一部改変）

3）蒸　す（steam）

水を沸騰させた水蒸気の潜熱により食品を加熱する調理法である。水蒸気は冷たいものに触れると凝縮により水に戻るが，その際，水は食品に潜熱（凝縮熱ともにいう）を与え，加熱させる。蒸気量を調節することで，100℃以下の温度を保ち，加熱することも可能である。蒸し加熱の特徴は，初期の加熱速度が速い，水溶性の栄養分の溶出が少ない，煮崩れがしにくい，加熱中に調味することができないなどである。

4）炊　く（boil rice）

「煮る」と同義に使用されるが，「炊く」は一般にこめを飯にする炊飯の意味を示す。とりの水炊き，野菜の炊き合わせなどこめ以外の食品を加熱する場合にも用いられることもある。

炊飯方法には「炊き干し法」と「湯とり法」があるが，日本のこめの場合，炊き干し法が広く利用されている。

（2）乾式加熱

1）焼く（bake, grill,　toast, roast）

① 直火焼き

熱源からの放射熱が直接食材に伝えられる加熱方法で，網焼き，串焼きなどがある。

加熱時の食品表面温度は 200～300 ℃になり，食品の表面の水分が失われ，重量が減少し，味の凝縮や焦げがつき，焼き物の特有の風味になる。

② 間接焼き

鍋や鉄板，オーブン，包み紙（ホイルや和紙）など中間体を用いて伝導熱で加熱する方法である。たんぱく質性食品は金属板に熱凝着が起こりやすいため，一般には油を塗って調理する。熱伝導のよい材質を使用したほうが，焼きむらができにくい。

オーブン焼き：オーブン内の空気を加熱し，天板の上に置かれた食材を全面から加熱する方法である。オーブン内の空気の対流熱と　壁面からの放射熱，天板からの伝導熱との複合熱伝達によって，天板上の食材を全面から同時に加熱する。

2）炒める（stir-fry）

鍋に少量の油を熱し，食材を攪拌しながら加熱する方法である。高温短時間で加熱をするため，食品の色が鮮やかで，水溶性の栄養成分の損失が少ないなどの特徴がある。使用する鍋は中華鍋，フライパン，鉄板など熱伝導がよいものがよい。

3）揚げる（deep-fry）

鍋に多量の油を熱し，その中で食材を加熱する方法（表3-9参照）である。食材中の水分と鍋の油が入れ替わり，特有の風味が加わる。油脂の比熱は水の比熱の約1/2と小さいので，高温になりすぎたり，一度に多量の食材を入れると温度降下が大きくなる。

油通し：中国料理の炒めもの（炒菜）の前処理として，食材を130℃前後の低温で揚げる油通しを行う。色が鮮やかに保たれ，調理後の重量減少が少ないなどの効果がある。

表 3-9　揚げものの種類と特徴

種　類		特　徴	吸油率
素揚げ		食品に衣をつけず揚げる。フライドポテト，ドーナツ，クルトンなど	5～10 %（ただし，クルトンは約 100 %，水分が多い食品は吸油率が高くなる）
衣揚げ	から揚げ	片栗粉などのでんぷんや小麦粉をまぶして揚げる。鶏のから揚げ，魚の丸揚げなど	6～8 %
	てんぷら	小麦粉，卵，水などを合わせ揚げ衣をつくり，食品につけて揚げる	15～25 %（ただし，かき揚げは 50 %，衣が多くつく場合は吸油率が高くなる）
	フライ	小麦粉，卵，パン粉をつけて揚げる。トンカツ，コロッケなど	10～20 %
	変わり揚げ	フライに準ずる。パン粉のほかに，そうめん，春雨，アーモンドなどをつけて揚げる	春雨，アーモンドは 30 %程度

（久木久美子ら：『調理学』，化学同人（2011）p.39 を一部改変）

（3）電磁誘導加熱（induction heating：IH）

磁力線を発生させ磁性をおびた鍋自体を発熱させる加熱法である。磁力線発生コイルに高周波電流（15～30 kHz）を流れて磁力線が発生し，鍋を置くと，磁力線が鍋底を通過して渦電流が流れ，鍋底の電気抵抗により熱が発生する仕組みである。

（4）誘電加熱（microwave heating）

高周波誘電加熱を調理した加熱方法で，マイクロ波加熱ともいう。

電子レンジの原理であるマイクロ波加熱などの誘電加熱は，誘電体である不導体を加熱するもので，誘導加熱とは原理が異なる。誘電加熱，誘導加熱のどちらも電磁（波）加熱である。

3-3-2 調理機器

（1）鍋 類

アルミニウム，鉄，ステンレスなどの材質があるが，熱伝導率など異なるので，使用目的などにより使い分ける必要がある（表3-10参照）。

多層鍋は熱伝導のよいアルミニウム（または鉄）と耐久性に優れたステンレスを多層構造にした鍋である。ホーロー鍋は鉄の表面にガラス質を焼き付けたものである。

表 3-10　鍋の材質別の加熱特性

分 類	鍋材質	比 重	熱伝導率	比熱	鍋底昇降温特性	特 徴
鉄・ステンレス・チタン系	鉄	7.9	50	0.5		・昇温が速く強火加熱に向く ・加熱むらあり
	ステンレス	7.9	16	0.5		
	チタン	4.5	10	0.5		
アルミ・銅系	アルミニウム	2.7	200	0.9		・均一に加熱される ・Al鍋，フッ素樹脂加工鍋は昇温が遅い
	銅	8.9	400	0.4		
セラミック系	耐熱ガラス	2.4	2	0.8		・保温性が高い ・加熱むらあり
	耐熱陶器	2.4	2	1		
	石	2.8	1	1		

注）熱物性値は鍋材質としての概算値　　　　　　　　　　　　　　（肥後ら：(2001) 一部改変）
・比重（密度，×10^{-3}kg/m^3）：鍋厚が同じなら大きいほど重い
・熱伝導率（W/m・K）：大きいほど均一加熱される
・比重（J/g・K）：小さいほど昇降温が速い

圧力鍋：鍋のふたを密着させ，一定の圧力（0.6～1.3 kgf/cm^2）になるまで蒸気を鍋内に閉じ込め，沸点を上昇（120℃前後）させて調理する。加熱時間が約1/3に短縮され，長時間加熱の必要な食品の調理に向いている。

保温鍋：「調理鍋」（内鍋）と「保温容器」（外鍋）で構成されている。調理鍋を加熱した後，鍋ごと保温容器に入れて，長時間高温を保つことができる。

（2）加熱機器

ガスコンロ：バーナー部と五徳で構成されている。ガスの種類は地域により異なるため，コンロはガスの種類に合ったものを使う。ガスの熱効率は40～60％と電磁調理器に比べると低い。

電磁調理器（IH heater）：加熱原理は誘導加熱（induction heating：IH）であり，IH調理器とも呼ばれる。ガスや火を使用せず，電力のみで動作する。ガスコンロに比べて熱効率が80～90％と高いのが特徴である。使用可能な鍋の材質は鉄・ホーロー・ステンレスで，鍋底が平らなものである。アルミ・銅・多層鍋，耐熱ガラス，土鍋や，底の形が丸

いものや 12 cm 未満の鍋は使用できないことが多い。オールメタル対応タイプは，鍋の材質を選ばず，非磁性金属製も使えるが，熱効率が落ち，火力が弱くなる。

電子レンジ（microwave oven）：マイクロ波（極超短波）を食品に照射して吸収させ，発熱させて加熱する。食品中の水分子がマイクロ波の振動に合わせて振動することにより発熱する。日本では周波数 2450 MHz の電波を利用している。利用可能な食器は，金箔・銀箔を使用していない陶磁器か，電子レンジ用と明記された耐熱ガラス・プラスチック容器である。漆器・金属・アルミ箔類でのレンジ加熱は避けたほうがよい。

オーブン（oven）：密閉された空間をガスや電気で加熱する調理機器である。ファンにより熱風を強制的に対流させるコンベクションオーブンは，自然対流式よりも加熱能が高い。

スチームコンベクションオーブン（steam convection oven）：スチームの温度や量がコントロールすることができ，「焼く」「煮る」「蒸す」などの加熱調理のほとんどが可能で，近年，広く大量調理の現場で普及している調理機器である。

オーブンレンジ：電子レンジとオーブンの両方の機能を併せ持っている調理器具である。電子レンジにはできない「焼く」という調理を，オーブンと同様に行う，オーブンと電子レンジの複合機である。電子レンジ機能とオーブン機能を合わせた調理ができる製品もある。

炊飯器（rice cooker）：電気式とガス式がある。近年 IH 式や遠赤外線セラミックを取り入れたものが多くみられる。多機能タイプのものが増え，白飯以外にかゆ，玄米，赤飯などの機能が取り込まれている。

3-3-3　新調理システム

HACCP（Hazard Analysis and Control Points）の考え方に基づき，厳格な食品の衛生管理のもと，安全性・おいしさをシステム（数値化）した調理の計画生産方法である。

1）真空調理（vacuum packed pouch cooking）

食材を生あるいは下処理をした後，調味液とともに，特殊なフィルムの袋に入れて真空包装し，袋ごと湯煎やスチームコンベクションオーブンで加熱調理をする調理法である。包装内の空気を少なくすることで熱伝達がよくなる。70℃以下の低温で調理するため，タンパク質の凝固やドリップが少ない。肉類や根菜類の調理に向いている。焼き色をつけることはできないので，包装前または後に行う。

2）クックチルシステム（cook-chill system）

加熱調理をした料理を，加熱終了後30分以内に冷却を開始し，90分以内に芯温3℃まで急速冷却し，必要なときに再加熱（中心温度75℃で1分以上）して提供するシステムである。0〜3℃で保存したものは5日間の保存が可能である。

3) クックフリーズシステム（cook-freeze system）

加熱調理した食品を短時間に急速凍結（芯温 − 18 ℃まで）し，提供時に最終加熱（再加熱）する調理システムである。− 20 ℃で保存したものは 8 週間の保存が可能である。

章末問題

問1 浸漬操作に関する記述である。正しいものの組合せはどれか。

a あずきは種皮や組織が硬いので，5〜6 時間水に浸漬してから加熱操作を行う。

b うるち米の浸漬による吸水量は 30〜40 ％である。

c 切った野菜を水につけると，浸透圧の作用で水が細胞内に吸収されパリッとした食感になる。

d 乾燥ひじきを水に浸漬すると，重量が 7〜9 倍になる。

(1)a と b　(2)a と d　(3)b と c　(4)b と d　(5)c と d

解説
a あずきの種皮は膨潤しにくいため，吸水に 12 時間以上を要する。長時間による浸漬液の変質や，浸漬による胴割れを防ぐためにも浸漬せずに加熱する。

b 浸漬による吸水量は，うるち米 20〜25 ％，もち米 30〜40 ％である。

問2 切断に関する記述である。正しい組み合わせはどれか。

a 材料の表面積を大きくする工夫として菊花かぶや蛇腹きゅうりがある。

b 繊維の多い野菜は，繊維に沿って平行に切ることで早く軟らかくすることができる。

c 調味料を浸透しやすくするために面取りをする。

d わさびはすりおろすことで，ミロシナーゼが活性化して辛みが増す。

(1)　a と b　(2)　a と d　(3)　b と c　(4)　b と d

(5)　c と d

解説
b 野菜は繊維を切断するように直角に切ることで，しんなりと軟らかくなる。

c 面取りの主な目的は，煮崩れを防ぐことである。

問3 加熱調理機器に関する記述である。正しいものの組み合わせはどれか。

a ステンレス鍋は，鉄製鍋よりも熱伝導率が低い。

b 電磁調理器では，磁力線により食品内部で発熱する。

c ガスコンロは電磁調理器よりも熱効率が高い。

d 圧力鍋では内部温度が 120 ℃前後で調理される。

(1)a と b　(2)a と c　(3)a と d　(4)b と c　(5)c と b

解説
b 磁力線により鍋自体が発熱する。電磁調理器（IH 調理器）による加熱はプレート上の鍋（金属の加熱器具）自体の温度を上昇させる加熱法であり，食品内部からの発熱ではなく，食品表面から加熱されていく。

c ガスコンロは電磁調理器よりも熱効率が低い。ガスの熱効率は 40〜60 ％と電磁調理器の約 80 ％に比べると低くなっている。

解　答

問1　(5)　　問2　(2)

問3　(3)

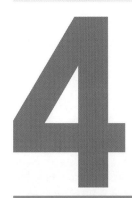

調理操作と栄養

4-1　調理操作による食品の組織・物性と栄養成分の変化

　調理操作の中には，でんぷんを糊化すること，ペクチンの可溶化により組織を軟化して微生物や酵素の働きを抑制し，保存性を高めること，食味上好ましくない成分であるアクを抜くことといった基本的な作用がある。しかし調理操作によっては，加熱やアク抜きの過程において水溶性ビタミンや無機成分などの損失が起こり，栄養成分が変化をきたすことがある。本章では，これらの調理操作による物性や栄養成分の変化，油調理における給油率の変化について述べる。

4-1-1　調理操作による組織・物性の変化

　調理・加工中には，かさや形状が大きく変化する食材が多く存在する。乾物や塩蔵品などでは，元の重量に比べて約1.5〜15倍になるものまで様々である。それぞれの食材の特徴を抑え，調理に活用する。

（1）調理による乾物・塩蔵品の変化

　乾物や塩蔵品は，長期保存のための知恵として作られ，常備しておくことができる食材として多用に使われている。特に，栄養素やうま味が凝縮していて，食物繊維やミネラル類も多く含まれていることから，調理や栄養の面においても幅が広がるという利点がある。しかし，塩蔵品や乾物は使用する前に浸漬し，吸水，膨潤させてから用いることから，物性，容量，重量の面で変化が大きい。乾物の吸水のよる重量変化は2〜10倍に増加するが，食品の種類やもどし条件によって差がみられる。もどし率と重量変化や塩分濃度を適切に知って料理に活用することが必要となる。例えば，一般に水温が高いほど膨潤速度は速いが，乾しいたけのうま味成分の生成量は40℃以下の方が多い。こめ，豆は十分吸水させておくことによって中心部まででんぷんを糊化させることができる。かんぴょうを戻す場合は，塩もみしてから浸漬することによって吸水しやすくなる。

表 4-1 乾物, 塩蔵品のもどし率

	もどす前塩分	もどし後塩分	重量変化
ひじき	3.6 %	0.2 %	8.5 倍
長ひじき	3.6 %	0.1 %	4.5 倍
こんぶ	7.1 %	0.5 %	3 倍
早煮こんぶ	7.6 %	1.5 %	2.5 倍
干しわかめ	16.8 %	0.7 %	14 倍
塩蔵わかめ	33 %	1.4 %	1.5 倍
カットわかめ	24.1 %	0.3 %	12 倍

（2）浸透圧による組織・物性の変化

　野菜では，なますや酢の物のように，細胞液より濃い溶液や食塩水に入れると，野菜の中の水分が外に出て細胞内の水分が減少し，しんなりする。反対に，レタスやキャベツのせん切りのように，野菜を水中に浸漬すると，細胞内の溶液は**浸透圧**が高いため，水は細胞内に吸収されることによって細胞が満たされ，組織全体が緊張してパリッとした状態になる。このように，濃度の違う２つの液体が半透過膜で分離されているとき，濃い液の方へ薄い液から溶媒が浸透する。この浸透を阻止するための圧力を浸透圧という。細胞膜は透過膜であるが，原形質膜およびトノプラスト（液胞膜）は半透膜であるため，細胞質全体は半透過膜と考えられる。このため，野菜は塩を振った場合と水につけた場合では状態が全く異なる。

　野菜の加熱調理では，加熱によって組織の軟化，あくの除去，味，色，香りの変化，調味料の浸透，重量や体積の変化がみられる。加熱をすると体積が減り，ごぼう，さつまいもなどではペクチンが分解してやわらかくなる。れんこんは，酢でゆでるとペクチンの分解が抑制されることにより歯切れがよくなる。

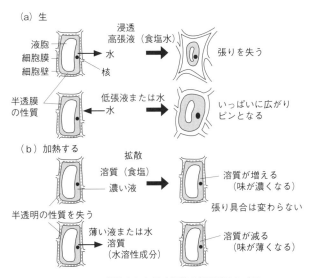

図 4-1　溶液中における野菜の細胞膜のしくみ

（青木美恵子編，『エキスパート管理栄養士養成シリーズ　調理学（第３版）』，化学同人（2010））

（3）調理操作によるテクスチャーの変化

食材の粘度や弾性・凝集性・粘着性，口当たり感など，水分や脂肪分の含有量などの影響をうけ，引き起こされる口腔内の感覚を**テクスチャー**という。魚肉や牛・豚・鶏などの畜肉は，筋肉を収縮させる細長い筋線維と，それを取り巻いて筋線維同士を結合させている結合組織，脂肪組織から構成されている。結合組織はコラーゲンが主成分でできており，結合組織の割合が大きいほど肉は硬くなる。

食品のテクスチャーは，加熱調理によって大きく変化する。例えば，魚肉・畜肉は，加熱すると筋線維が熱変成して収縮するために硬く変化する。加熱時の硬さの違いは筋線維の太さや長さ，筋線維を構成する水溶性の筋形質たんぱく質と非水溶性の筋原線維たんぱく質の比率，水分や脂肪の量が関係している。魚肉の場合は筋線維の構造が節状になっているため，加熱するともろく割れやすく，ほぐれやすくなる特徴がある。硬いすね肉などは，長時間加熱し続けることにより，結合組織が溶け出すとともに水溶性の筋形質たんぱく質も溶け出し，筋線維がほぐれるために柔らかくなる。

野菜の場合は，生野菜ではシャキシャキしたテクスチャーがおいしさに貢献しているが，野菜の煮物やゆで野菜などでは，加熱により繊維が膨潤し軟らかくなる。青菜のお浸しのように，加熱調理する場合も歯ざわりを残したほうがよいものもある。

麺類・せんべい・だんご，パンやクッキーなど，小麦粉や米粉などのでんぷんを原料とする食品のテクスチャーにはたくさんの種類があるが，いずれも水とともに加熱すると，ある温度ででんぷん粒が水を吸収して膨らみ始め，加熱によって膨潤し続けると粘性の強いゾル状の糊ができ，糊化状態となる。でんぷん食品のテクスチャーはこのでんぷんの糊化状態と水分とに深い関係があり，糊化によって人の消化しにくいβ-でんぷんが消化しやすいα-でんぷんへと変化する。ゾル状のでんぷんは，汁にとろみをつけ，滑らかな口あたりを与え，粘性を与えるなどの特性を持つようになる。糊化したでんぷんは，膨潤の限界に達するとでんぷん粒が崩壊し，冷却によってゲル化する。

麺類・パン・パイ皮などの小麦粉から作られる食品は，でんぷんのほかに，たんぱく質から生じるグルテンと呼ばれる成分が特有のテクスチャーを作り出している。グルテンは小麦粉に適量の水を加えてよくこねることで生じ，網目構造を形成して粘性・弾力・伸展性を生み出す。スポンジケーキやドーナツ・クッキー・天ぷらの衣などでは，薄力粉を低温でさくっと混ぜ，逆にグルテンの形成を抑えることで，サクッとした口溶けのよい**ショートネス**といわれるテクスチャーとなる。

4-1-2　調理操作による栄養成分の変化

調理・加工操作中には，熱や酸・アルカリなどの条件下で酸化分解されやすいビタミン類の損失が起こりやすい。野菜の特徴やビタミンの特徴によって調理による変化は異なる。

（1）野菜の種類による変化の違い

　野菜の種類では，ほうれんそうやこまつななどの葉菜類において水溶性ビタミンの水中への流出が多く，調理時の損失が大きい。特にアルカリ性において不安定となるため，重曹を用いるとアルカリ性となり損失が大きくなる。例えばほうれんそうを調理したときのビタミン残存率は，特にビタミンCの損失が多く，長くゆでるほど，ゆでる水の量が多いほど水溶性ビタミンの損失は多くなる。食塩水でゆでた場合は，水よりもゆでる時間が短く，ビタミンCの残存率は高くなる。また，葉菜類は加熱によって水分が減少するため，脂溶性ビタミンAやカロテンは濃縮された形になるので増加傾向にある。

　一方，じゃがいも，さつまいも，かぼちゃ，にんじんなどのいも類，根菜類ではビタミンの損失が少ない傾向がある。また，調理操作の内容によってもビタミンの損失率が異なる。焼く，炒める，揚げるといった乾式加熱では，熱に対して不安定なビタミンB_1とビタミンCに損失がみられるが，湿式加熱と比較すると栄養成分の損失は少ない。しかし，調理に油脂が加わるため，脂溶性ビタミンの吸収効率は良くなる。

　しゅんぎく，ごぼう，なす，モロヘイヤ，さつまいもなどに多く含まれる抗酸化成分のクロロゲン酸類などのポリフェノール類や，フラボノイド配糖体もゆでることによって失われやすい。しゅんぎくを沸騰水中で5分間ゆでた場合，クロロゲン酸類の残存率は44〜62％となり，損失分はゆで水に溶出している。

　野菜の加熱を短時間にすることによってポリフェノール酸化酵素を失活させ，その後の調理過程におけるポリフェノール類の酸化を生の野菜よりも著しく抑制することが可能となる。

表4-2　ほうれんそうを3分間ゆでたときのビタミン残存率（%）

ビタミン	残存率（%）
ビタミンC	48
ビタミンB_1	70
ビタミンB_2	80
カロテン	90

（吉田企世子，流通，保存，調理過程における食品中のビタミン・ミネラル含有量の変動，Food Style 21.1（1):71-76,1997）

表4-3　調理によるビタミンB_1の損失（%）

食　品	調理法	損失率 V.B_1（%）
ほうれんそう	ゆでる（3分）	30
	炒める	21
キャベツ	煮る（5分）	19
たまねぎ	水さらし	19
	煮る（10分）	17
	炒める（7分）	7
	揚げる（5分）	14
にんじん	煮る（10分）	21
玄米	炊飯	30〜36
白米	炊飯	75〜80

表 4-4　各種調理操作によるビタミン B₁・C の残存率（%）

（a）ビタミン B₁ 残存率（%）

食　品	水　分	油炒め	揚　げ	蒸　す	煮　る		焼　く
					煮汁別	煮汁とも	
さつまいも	64.5	92.8	91.8	87.6	85.4	97.5	81.4
じゃがいも	81.1	90.9	87.2	88.0	85.5	94.6	79.2
れんこん	79.0		91.2		78.8	96.7	
栗かぼちゃ	83.0		90.1	88.8	80.8	96.5	80.1
ほうれんそう	91.7	79.2		78.2	71.7	92.1	
たまねぎ	92.8	80.8	85.6	92.8	79.5	97.3	
さやえんどう	79.6	90.1	89.2	87.8	86.1	97.5	
乾えんどう	13.2		88.3		80.7	92.0	69.7
だいず	12.6		85.1		70.6	93.4	61.3
サンドマメ	90.2	87.3	91.3	89.2	78.7	97.6	

（b）ビタミン C 残存率（%）

食　品	炒める	揚げる	ゆでる	煮　る	蒸　す	漬　物
キャベツ	75		63	58		77
はくさい	74		57	47		40
もやし	53		58	64		
たまねぎ	77	70	66	67		
かぼちゃ	83		71	63		
じゃがいも	70	90	85	55	88	
さつまいも	80	96	83	70	74	
れんこん	72		65	71		
だいこん	62		67	68		
にんじん	81		82	90		

（足利千枝，『調理科学』，光生館（1984））

（2）調理によるビタミンの変化

　ビタミンには水溶性と脂溶性が存在するが，特にビタミン B 群や C などの水溶性ビタミンは水に溶けだしやすく調理時の損失が大きい。それに対し，β-カロテンなどのカロテノイドなど脂溶性のビタミンは損失が少ない。

（3）脂溶性ビタミン

　レチノールは連続した共役二重結合（-C=C-C=C-）を含むため，空気中の酸素による酸化が起こる。光にあたると酸化はさらに進み，ビタミン A 活性を失う。しかし，食品中においては他の抗酸化剤と共に脂肪溶液として存在するため，比較的安定であり，レチノールもカロテノイドもほとんどの調理法で損失は起こらない。

　ビタミン D も光によって分解されるが，熱に対しては比較的安定性が高い。

　ビタミン E は酸や冷アルコールに対しては安定であるが，40℃以上の熱アルカリでは分解されやすい。中性では熱に安定で 200℃ 近くまで加熱しても分解されない。不飽和脂肪酸が共存すると容易に酸化される。

　ビタミン K は光，アルカリ，還元剤によっては分解されるが，酸化や熱に対しては安定性が高い。

（4）水溶性ビタミン

ビタミンB₁はpHによって大きな影響を受ける。酸には安定しているが，アルカリ性には不安定である。

水道水は酸性だが，煮沸によってpHがあがることによりビタミンB₁は損失してしまう。しかし，でんぷん糊化液は煮沸によるpHの変化が少ないため，でんぷん糊化液にビタミンB₁が含まれていたときは加熱してもあまり損失しない。重曹やかんすいなどのアルカリ性食品を用いた調理では損失が大きい傾向がある。例えば，中華麺ではかんすいを添加することによってpH7.0以上になり50％以上の損失がある。パンを作る際には，酵母を用いるとほとんど損失は見られないのに対し，重曹を添加すると平均50％（20〜68％）の損失がみられる。

また，光には強いが酸化しやすく熱に弱い。さらに加熱する場合，ビタミンの損失率は加熱する容器に影響される。いろいろな素材で30分間煮沸したとき，ガラスでは13.6％，アルマイトでは4.7％，鉄では0％の損失がある。

ビタミンB₁を破壊する酵素には**アノイリナーゼ**がある。これは主に生の二枚貝，魚介類，シダ類に含まれるが，熱によって分解されるため，加熱調理することによりビタミンB₁の破壊を防ぐことができる。

ビタミンB₂は酸に強く水に溶けにくく加熱には安定性が高いが，アルカリと光に弱い。牛乳の瞬間殺菌では5〜15％であるが，光に当てると2時間で50〜70％損失する。加熱調理では，野菜は10〜20％，肉は15〜20％，パンは10％損失する。

ビタミンCは水に溶けやすく熱にも弱い。空気中の酸素による酸化が起きやすい。ゆでる，煮るなどによって50〜70％が損失する。揚げ物は高温であるが，空気への接触が少なく短時間であるため，野菜では90％以上が残存する。ビタミンCの破壊には**アスコルビン酸酸化酵素**（ascorbinase）が大きく影響する。アスコルビン酸酸化酵素が高い食品は，きゅうり，にんじん，かぼちゃなどがある。調理の際は，水から入れて加熱をするよりも沸騰水中に入れる方が良い。特に野菜や果物の傷，おろしやジューサー，ミキサー処理によってこの酵素を含んだ食品のビタミンCの減少は大きい。切り方も組織を壊さない方法を考慮する必要がある。また，水のさらし方によってもビタミンCの残存率は変化する。5分間氷水に浸す場合，細かく切って浸すと残存率は70〜80％に減るのに対し，切らずに氷水に浸すと水きれがよく，ビタミンCの残存率も100％と損失がなくなる。電子レンジでの調理に関しては，ビタミンC残存率は従来の煮沸などの調理よりも多い。これは，煮汁などへの溶出率が低いためである。

（5）ビタミンの損失を防ぐための方法

可能な限り野菜は皮をむく前に流水で洗う。皮は薄くむくか，皮を付けたまま調理し，大きめに切る。

調理は軟らかくなったらでき上がりとし，煮崩れするまでの加熱は避ける。食品を温か

いまま置いておくとビタミンCは1時間で4〜17％，2時間で7〜34％損失するため，でき上がり後すぐに提供する。

> ### コラム　栄養素の減少に関わる酵素
>
> 　野菜のもつ酵素のうち，アスコルビン酸酸化酵素，ビタミンB$_1$分解酵素や，ポリフェノール類分解酵素（フェノラーゼ）などは，ビタミンB$_1$，ビタミンC，カロテンなどを分解して減少させていく。とくに調理操作中はこれを含む食品との接触を避けるように注意することで酵素による減少は抑制できる。酵素は70℃以上の加熱によって失活し，食塩や酢によっても抑制されるため，塩もみや酢の使用，ゆでるなどの工夫をする。

表4-5　調理によるビタミンB$_2$の損失（%）

食　品	調理法	ビタミン損失%（B$_2$）
牛　肉	炒める	52
牛レバー	炒める	22
	ゆでる	11
豚　肉	炒める	47
	ゆでる	28
鶏　肉	炒める	29
	ゆでる	18
ほうれんそう	ゆでる（3分）	20
キャベツ	煮　る	21〜34
さやえんどう	煮　る	29〜43
じゃがいも	煮　る	21〜35

表4-6　調理法によるビタミンの損失（%）

調理法	ビタミン損失%（C,B$_1$,B$_2$,B$_6$）
ゆでる	35〜60
蒸す	10〜25
圧力調理	5〜10
電子レンジ	5〜25
オーブン	10〜47
煮込み	10〜12
グリル	10〜12
揚げ物	7〜10

表4-7　ビタミンの安定性

ビタミン	酸（低pH）	アルカリ（高pH）	熱（70℃以上）	光	O$_2$
C	×	◎	◎	◎	◎
B$_6$	×	×	○	◎	×
A	×	×	×	◎	◎
D	×	○	×	○	◎
E	×	×	×	○	◎

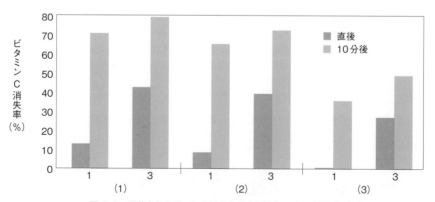

図4-2　野菜をミキサーにかけたときのビタミンCの消失率（%）

(1) だいこん40g　トマト50g　にんじん10g　(2) だいこん40g　トマト50g　にんじん10g　砂糖10g
(3) だいこん40g　トマト50g　にんじん10g　レモン汁5〜6滴

（『調理のためのベーシックデータ』，女子栄養大学出版部）

表4-8　ほうれんそうのゆで時間によるビタミンC残存率（%）

ゆで時間	ビタミンC残存率（%）
0分	100
1分	74
2分	61
3分	48
5分	40

注：ビタミンCは酸化型と還元型の総量
（『調理のためのベーシックデータ』，女子栄養大学出版部）

表4-9　ゆで水量と総ビタミンCの残存率[※]（%）

ゆで水量	ゆで時間[※1, 2]（分）	ゆで水の種類		備考
		水	1%食塩溶液	
5倍量	2	31.1	40.5	・水よりも食塩溶液で茹でた方がビタミンC残存率が高い
	5	30.9	33.3	
10倍量	2	24.8	30.9	・ゆで時間が短く，ゆで水量が少ない方が残存率が高い
	5	20.9	21.4	

※1　ほうれんそうをゆで汁から取り出し，直ちにゆで水と同量の冷水にとり，数回ふりながら30秒置き，ざるにとって水気をきり，残存するビタミンCを定量する。
※2　ほうれんそうを沸騰水中に投じ，取り出すまでの時間。どの間も沸騰を続けるように火力の調節をする。
（調理科学研究会編，『調理科学』，光生館（1984））

（6）調理によるミネラルの変化

　調理加工中にはミネラル（無機質）の損失がみられる場合がある。ミネラルは加熱や酸，アルカリに対しては安定性が高いが，水に溶けやすいことから，水を用いる調理操作によって損失が大きくなる。特に，葉菜類はゆでたあとに水さらしや絞る操作を行うので減少が大きい。調理による損失は，食品の形態や調理条件によっても異なるが，魚は蒸すことによって10〜30%，煮ることによって15%〜25%，野菜は蒸すことによって0〜50%，煮ると25〜50%失われる。

　ミネラルの中でもナトリウムは，ゆでることで脱水が起こり，損失する。カリウムは，ゆでたあとのゆで汁を捨て，ゆでこぼしを行うことで，野菜，果実中のカリウム量を減らせる。銅や鉄に関しては，煮ることで肉や魚から50〜75%，野菜から10〜50%が失われてしまう。振り洗いや浸漬によっても損失は大きく，水にあたる表面積が広いほど溶出量が増えるため，食品を細かく切るにつれて損失が大きくなる。さらに，ゆでたあと浸漬すると，さらに約10%以上損失は増大する。これらのように水を使う調理法に対して，焼いた場合は細胞組織からの損失が少ないためにミネラルの残存率は高い。このように，調理法によってミネラル量を調整し，治療食に対応することができる。

4-1-3　肉類の調理による変化

　肉類は加熱調理することによって変性し，加熱後の重量が減少し，テクスチャーやにおいが変化する。肉類の調理による変化をみると，豚薄切りロース肉の脂肪酸組成は，生肉と比較して「ゆで」では変わらないが，「炒め」と「揚げ」では使用したサラダ油の影響を受け，オレイン酸の増加がみられる。また，加熱によるビタミンB_6の損失については

「煮る」が一番多く，「揚げる」，「焼く」の順に減少する。

（1）肉の色素変化

肉に含まれる主な色素は肉色素（ミオグロビン）と血色素（ヘモグロビン）である。新鮮な肉は紫赤色（オキシミオグロビン）であるが，空気にふれた面は，ミオグロビンが空気中の酸素と結合してオキシミオグロビンになるため，明るい赤色になる。長時間放置すると，メト化現象によりメトミオグロビン（褐色；鉄イオンの2価から3価への変化）が生成され，褐色になる。加熱すると褐色（メトミオグロモーゲン）が生成される。発色剤として硝酸塩や亜硝酸塩を添加すると，ニトロソ化によりニトロソミオグロビンやニトロソミオクロモーゲン（加熱）が生成して赤色を維持できる。さらに処理したものを加熱するとニトロソ化＋たんぱく質変性によりニトロソミオグロモーゲンが生成される（5-3 動物性食品の調理　参照）。

4-1-4　解　凍

食材を解凍する際は，ドリップとともに流出する栄養成分の損失があるため，冷凍ほうれんそうを解凍した場合，ビタミン B_1 は 10〜30 %，ビタミン C は 20〜50 %以上の損失がある。冷蔵庫内において緩慢解凍した損失が少ないが，流水解凍では 50 %以上のビタミン損失が起こる。解凍時の注意点は，食品組織変化をできるだけ少なくし，解凍時にドリップ量を抑制させることである。要するに，解凍時は成分変化を最小限にして鮮度低下を抑える工夫が重要である。

解凍には次のような方法がある。

① 急速解凍または調理の併用　生魚や肉類は解凍に時間がかかりすぎると品質が低下する。このため，食品の種類によって解凍と同時にゆでる，炒める，揚げるなどの加熱調理を行う。また，電子レンジなどで解凍する方法も効果的である。調理済み食品や半調理食品など，食材に合わせた加熱を行う。

② 緩慢低温解凍　冷蔵庫内や氷水中で緩慢に解凍を行う。特に肉，魚，刺身などでは，低温で解凍することによってドリップを吸収して組織の破壊を起こさず，もとの食品の組織を保った状態で解凍することが可能である。

③ 常温解凍　室温や水中に放置することによって緩慢な解凍が可能である。

④ 半解凍　赤身のまぐろの刺身，いくら，たらこなど，冷たいままでもおいしい食材は半解凍のまま提供することができる。

4-2　調理による栄養学的・機能的利点

4-2-1　調理技術によるおいしさと栄養学的変化

調理技術によって，味覚，視覚，嗅覚，触覚，温度覚，聴覚などを総合的に含めた「お

いしさ」や栄養価を向上することが可能となる。

（1）下処理

　調理操作の1つである下処理には，不味成分やアクを取り除いたり，酵素や微生物の働きを抑制して保存性を高めるなどの基本的な栄養学的，機能的作用がある。

　レバーなどの生臭さは，たまねぎなどの香味野菜とともに浸してマスキングをしたり，牛乳につけてコロイド状ににおいを吸着させることによってとり除く。煮魚を作る場合は熱湯をかける霜降りの作業を行うことによって表面を固め，ぬめりや汚れを落とし，生臭みを抜き，煮崩れしにくくなる。たこは塩もみをして水で洗い流すことによってぬめりを取り除く。貝類は，3％の塩水に漬けて砂を吐かせることによって不要な成分を取り除く。

（2）不味成分の除去

　食材の中には，えぐ味，苦味，渋味といったように不快感を及ぼす味成分が含まれていることがある。これは**アク**と呼ばれており，アルカリ塩類や有機酸などが含まれる。調理によってこれらを取り除くことをアク抜きといい，調理の上で重要である。この不味成分が水溶性の場合には，水に浸漬して溶出させて除く。アクには無機質や風味には成分も含まれているため，長時間の浸漬は好ましくない。しかし，アク抜きを目的とした調理操作時には20～50％の無機質が溶出してしまうことがある。緑黄色野菜では，野菜中の有機酸がゆで汁中に溶出するが，水蒸気とともに追い出すことによってゆで汁が酸性に傾くことを防ぐことができる。ゆでた後は，アク抜きが必要な野菜，短時間加熱に適する食品は冷水に放つ。

　例えば，たけのこにはえぐ味の原因となるシュウ酸やホモゲンチジン酸が含まれる。たけのこを掘り出したあとは酵素の働きで傷みやすくなるが，煮ることによって酵素を失活させて保存期間が延びると同時に，えぐ味成分を取り除くことができる。その際，煮汁に重曹水や灰汁といったアルカリ性溶液を用いると組織が軟化し，アク成分が一層溶出しやすくなる。また，煮汁にこめやぬかを加えるとでんぷんが不快臭を吸着する。

表4-10　アクの種類と成分

	アク成分	主な食品
えぐ味	ホモゲンチジン酸，配糖体，シュウ酸，シュウ酸塩類，無機塩類	たけのこ，わらび，ぜんまい，ふき，たで，はんげ，さといも，こんにゃくいも，やつがしら，ずいき，アスパラガス，ほうれんそう，しゅんぎく，よもぎ，メロン
苦　味	アルカロイド，配糖体，タンニン，サポニン，無機および有機塩類，糖やペプチドの誘導体，テルペン，アミノ酸	ふきのとう，くわい，きゅうり，冷蔵にんじん，なつみかん，ビール，コーヒー，ココア，八丁みそ
渋　味	タンニン類，アルデヒド類，金属類	かき，くり，未熟な果実や種子，茶，ブドウ酒
そのほか褐変現象	ポリフェノール類	うど，ごぼう，れんこん，なす，やまいも

（長谷川千鶴，丸山悦子，『調理科学』，光生館　(1984)）

（3）調理による味の変化

　食品のおいしさを引き出すために，調理方法を工夫することができる。煮魚では，煮汁を沸騰させた中に魚を入れ，たんぱく質を熱で凝固させ，魚のうま味成分を閉じ込める。

熱でトリメチルアミンなどが揮発して生臭さを消す利点がある。肉などの調理でうま味を失いたくない場合は，初めは強火で表面を凝固させ，弱火にして内部を熱変性させる。味噌汁の具として貝を入れる場合は，貝のうま味成分のコハク酸が水に溶けやすいことから，沸騰水よりも水から加熱した方がうま味が出る。また，脂質を含むたんぱく質食品では，焼く方が煮るよりも複雑な香りを生成しておいしさが増す。このように，目的によって調理方法や加熱方法を変えていく。

（4）調理による見た目の変化

おいしさや食欲を決定する1つの要素に，料理の見た目が大きく関わってくる。肉・魚を焼く場合には，焼き目をつけてほど良い焦げ色をつけ，きつね色にする。また野菜では，本来持ち合わせている色素の特性をいかして鮮やかな彩りを添えることができる。その他，盛り付けの際に並ぶ食材の色合いや，食器との色のバランス，部屋の照明を工夫することによっておいしそうに見える。

さらに，食材の切り方によって見た目が良くなり，食材に味が浸透しやすくなるなどの利点が増える。煮物や漬物などに用いられる切り方は，いかなどに使われる松笠切り，きゅうりに用いられる蛇腹切り，かぶでは菊花切り，こんにゃくの煮物などで使われるたづな切りなどの飾り切りがある。

（5）調理による香りの変化

香りは美味しさに大きな影響を及ぼす。砂糖のカラメル化では，加熱によって色や物性が大きく変化する。ホットケーキやクッキー，しょうゆやみそを使った肉や魚の照り焼きなどでは，アミノ化合物と糖分が高温化で反応して起こる**メイラード反応（アミノカルボ**

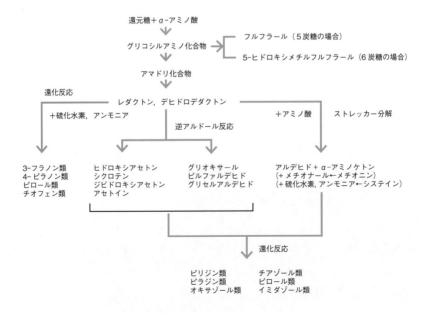

図4-3 糖化反応による香味成分の生成
（藤田明，『蛋白の糖化』，医学書院（1997））

ニル反応）によって独特の香ばしい香りが発生する。カラメル化反応は糖類が100℃以上に加熱されることによって，アミノ化合物と反応することなく褐変化する。食品の加熱による香りの生成は，様々な成分間の複雑な反応の結果であり，主要成分である糖（炭水化物）とたんぱく質（アミノ酸）が関与する糖化反応は，加熱による香りの生成に重要な役割を果たしている。

4-2-2　調理による機能的利点

（1）エネルギーの変化

　調理方法の違いによって，食品のエネルギーは大きく変化する。特に，食品に含まれる脂肪の量や付着する脂肪の量によって大きく変化する。目的に応じたエネルギーに合わせ，コントロールして調理をすることが可能である。例えば肉では，牛もも肉100 g，209 kcal を調理した時，網焼き，蒸し焼きでは201 kcal，煮る場合では205 kcal，炒めると220 kcal，揚げると339 kcal となる。

　肉の網焼きで比較すると，ヒレ，ばら肉では薄切りの方が厚切りよりもエネルギー，脂質，コレステロールが大きく減少し，もも肉では厚切りの方が薄切りよりも高くなる。これは，高温加熱によって肉汁の流出が著しいためだと思われる。揚げ物の場合，厚切りに比べて薄切りの方が油と接する表面積が大きくなり，脂質とエネルギーの摂取量が増加する。

（2）かさの変化

　調理によって，食品のかさは変化する。例えばほうれんそうなどの葉菜では，生の状態と比較しておひたし，胡麻和え，バター炒めなど加熱調理を行うことによって，かさが3/4 程度に減る。野菜など，たくさん食べたい場合は生食よりも加熱調理をしてかさを減らすことによって多くの野菜を食べることができる。肉類でも，加熱調理することによって変性し，加熱後の重量は減少する。

表 4-11　肉類の調理後のビタミン B_6 保持率（%）

肉の種類（部位）		調理法		
		焼く（%）	揚げる（%）	煮る（%）
牛肉（サーロイン）	Rare	95.2 ± 5.6^a		
	Medium	86.3 ± 3.6^a	67.8 ± 6.0^c	43.2 ± 3.3^d
	Well-done	79.1 ± 1.4^b		
豚肉（背ロース）		71.2 ± 2.5^a		67.6 ± 0.5^b
（もも）	薄切り	79.2 ± 6.1^a	66.0 ± 1.2^b	83.4 ± 7.1^a（5分）
				38.8 ± 5.9^b（20分）
	角切り		60.8 ± 2.5^a	39.0 ± 3.2^b
鶏肉（胸）		73.3 ± 8.8^a	62.6 ± 5.3^{ab}	51.6 ± 3.5^b
（もも）		77.2 ± 2.5^a	72.7 ± 4.2^a	55.6 ± 1.4^b

平均値±標準偏差（$n = 3$）同一食品における加熱法の差異を有意差検定した。異なるアルファベット順に有意差（$p > 0.05$）ありを示す。

（高橋敦子編，『調理学』，光生館（2010）p.62）

　エネルギーの低い献立にすることによって食べ物のかさが減少してしまうことがある。満足感を得るためにはエネルギーが低いきのこや海藻を多く活用する。また，魚の場合はホイル焼きにするなどして見た目を豪華にすることや，切り身よりも一尾使用することによって見かけを大きくする。食べる際に骨をとる，皮を剥くなど時間や手間がかかるようにすることによって満足感を得やすい。自分の目的に合った調理法，食材を選ぶことによって見た目をコントロールすることが可能となる。

> **コラム　栄養成分の変化の大きい調理法（ぬか漬け）**
>
> 　ビタミンの変化が多くみられるものに「ぬか漬け」がある。「ぬか」は玄米から白米に精米するときに取り除かれる胚芽や表皮の部分で，こめのビタミン，ミネラルの約95％が含まれている。この「ぬか」を発酵させて作る「ぬか床」には，多くのビタミンが含まれる。乳酸菌や酵母などの微生物がぬかのでんぷんやたんぱく質を分解することで，ぬか床や野菜が発酵し，浸透圧によって水分を放出した野菜に野菜の水分が抜けた分，カルシウムなどの栄養素の凝集，および「ぬか」に含まれるビタミンやミネラルが野菜に浸み込む。ぬか漬けのビタミン B_1 は，生野菜と比較してなすでは2.5倍，きゅうりは5倍，かぶは9倍，だいこんは12倍に増える。その他，ぬか漬けにはビタミン B_2 やナイアシンなどのビタミンB群も多く含まれる。

4-3　調味料の調理性

　調味料は，食べ物の風味づけや色調，保存性の向上などに用いられるほか，食感をととのえておいしさを高める機能をもっており，食材を調理する上で不可欠である。食欲を増進させ，消化液の分泌を促し，食べ物の消化吸収を助ける働きももっている。調味料には，塩味を付与する塩・しょうゆ，甘味を付与する砂糖やみりん・みりん風調味料，酸味を付与する食酢，うま味をL-グルタミン酸ナトリウムなどの基本調味料や複雑な風味を付与する風味調味料などがある。調理の味は調理の各段階における調味料の用い方によって表現され，調理性と機能性を持つことから，その利用性を知ることは必要である（4-4 調味料の設定　参照）。

4-3-1　塩，みそ，しょうゆ

（1）塩

　塩は，調味の基本であり，生理的にも重要である。塩の主成分は塩化ナトリウム（NaCl，分子量：58.5）であり，炭酸マグネシウム，塩化マグネシウムなどが添加されたものである（表4-12）。塩味として適切な濃度範囲は体液に近い0.8〜1.0％付近が多い。食塩の分子量は調味料の中で最も小さく，溶液中では解離しているため，食品への浸透速度は速い。

　英語で給料を意味する「サラリー（salary）」（塩を買うために兵士に与えたお金のこと）

は，古代ローマの言葉でラテン語「サラリウム」で「塩の」という意味を持つ。「サラダ（salad）」もラテン語の「サル＝塩」であり，生野菜に塩をかけて食べていた料理を意味する。

塩の調理特性は，以下のとおりである。

a．呈味性：塩味の付与，対比効果，抑制効果

b．浸透圧と脱水作用：野菜の細胞壁における浸透圧が0.85％であるため，野菜にふり塩（1〜2％）をすると脱水し，軟らかくなる。

c．防腐作用：漬物，佃煮，魚の干物は多量の塩分（5〜30％）により，脱水し，微生物の働きが抑えられる。

d．発酵調整作用：しょうゆ・みそ，パン生地のイースト発酵抑制

e．グルテンの形成促進：小麦粉生地への食塩添加は，グルテン形成を促進し，生地の粘弾性が増大する（パン，めん，ぎょうざの皮）。

f．たんぱく質の凝固作用：獣鳥肉や魚肉は，ふり塩するとたんぱく質の凝固により，身がしまる。熱凝固を促進（茶碗蒸し）。

g．酵素活性阻害作用：りんごを塩水に漬けると褐変酵素の活性を阻止し，変色抑制。

h．その他の働き：クロロフィルの安定化（青菜の塩ゆで）。粘出物の除去（さといもの下処理）。

表4-12　塩の種類

種　類	品質規格	食品添加物
食卓塩，クッキングソルト	NaCl 99％以上	炭酸マグネシウム（0.4％）
精製塩	NaCl 99.5％以上	炭酸マグネシウム（0.3％，25kgの商品にはなし）
特級精製塩	NaCl 99.8％以上	なし
漬け物塩	NaCl 95％以上	リンゴ酸，塩化マグネシウム，クエン酸，塩化カルシウム
原塩，粉砕塩，並塩	NaCl 95％以上	なし
食塩	NaCl 99％以上	なし
新家庭塩	NaCl 90％以上	なし

（吉田惠子編，『調理の科学』，理工図書（2012））

（2）み　そ

みそは蒸しただいずに麹と食塩を加えて発酵，熟成させた調味料である。みそは麹の原料により，米みそ，麦みそ，豆みそ，調合みそ（米みそ・麦みそ・豆みそを混合）の4種類に分類することができる。国内で生産されている8割が米みそである。米みそはだいずと米麹，麦みそはだいずと麦麹，豆みそはだいずのみを主原料としている。みその一般成分は，糖類，有機酸，アミノ酸，グルタミン酸，エステル類などである。みそは，でき上がりの色によって，赤系みそ，淡色系みそ，白みそに分けられる。みその色は，だいずなどの原料の種類やだいずを煮るか蒸すか，麹が多いか少ないか，発酵の途中でかき回すかどうかなどのいろいろな条件によって違ってくる。みそはすりつぶして用いると分散性が増し，口当たりがよくなる。

みその調理特性は，以下のとおりである。

　a．**芳香作用**：塩味，うま味，香りを付与。麹によるたんぱく質分解酵素や糖化酵素による発酵と分解過程でアミノ酸や糖が生成され，特有の風味や多くの香気成分もつくられる。みそ汁は長く加熱すると香気成分が減少し，風味が低下する。

　b．**脱臭作用**：みそには魚や肉類の臭みを消去する作用がある。原材料が熟成により，均質化してコロイド状になるため，コロイド粒子魚臭などを吸着する。

　c．**緩衝能**：みそには，酸性やアルカリ性添加によるpHが変化しにくい性質の緩衝能があるため，みそ汁には様々な材料を用いても味の変動は少ない。

（3）しょうゆ

　しょうゆは伝統的な発酵調味料であり，日本には仏教の伝来と共に伝えられ，鎌倉時代に禅僧がみそを作った際の，仕込桶にたまった液「溜^{たまり}」が現在のしょうゆの原形である。しょうゆの原料はだいず，こむぎ，食塩である。熟成期間中にグルタミン酸などアミノ酸，有機酸が合成され，芳香成分を含んだ調味料となる。しょうゆの種類には，濃口しょうゆ（塩分濃度14.5％，13～16％），淡口しょうゆ（15～18％），減塩しょうゆ（7.0～9.0％），たまりしょうゆ（15～18％），再仕込みしょうゆ（12～15％），白しょうゆ（16～18％）などがある。

　しょうゆの調理特性は，以下のとおりである。

　a．**呈味性**：塩味，うま味の付与

　b．**色，つや，香りの付与**

　c．**消臭作用**：特有の醸造臭があり，加熱により，メイラード反応（アミノカルボニル反応）などにより，魚の生臭さを消す作用がある。

4-3-2　砂糖，その他の甘味料

（1）砂　糖

　砂糖は，てんさい（北海道などで栽培「テンサイ糖」）やさとうきび（沖縄県などで栽培「甘シャ糖」），「ヤシ糖」，「カエデ糖（メープルシュガー）」などの植物に含まれるショ糖を取り出して，製品化したものである。さとうきびやてんさいなどの製法により，分蜜糖と含蜜糖に分類後，細分化される。砂糖には上白糖，グラニュー糖，白双糖，三温糖，中双糖，角砂糖，氷砂糖，液糖，和三盆，黒砂糖などがあり，主に調味料として料理に使われる。砂糖の語源は，甘い粒を意味するサルカラ（sarkara）というサンスクリット語である。甘味は古くから疲れを癒し，おいしさと喜びを誘う味として尊重されてきた。

　砂糖の調理特性は，以下のとおりである。

　a．**たんぱく質凝固抑制**：カスタードプリンは卵や牛乳のたんぱく質凝固温度が高温に移行し，軟らかくなめらかな口当たりになる。すき焼きに砂糖で肉を炒めると，肉を軟らかく仕上げることができる。

　b．**防腐効果**：砂糖の保水力で食品の水分を包み込み，カビや細菌を寄せ付けない（菓

子)。

　c．ゼリー化形成：砂糖は果物のペクチンと共にジャムの粘り気を出す働きがある。

　d．泡立ちの保持：卵料理に砂糖を加えるとふんわり仕上がる。

　e．パンの発酵促進：パン生地に砂糖を加えるとイースト菌が糖分を栄養源として発酵しやすくなり，膨らむ。

　f．脱水作用：砂糖混入ココアは砂糖が水を引きつけ「ダマ」にならない。

　g．保水性：きんとんを作る時，砂糖を加えると冷めても水分が逃げない。

　h．でんぷん老化防止：カステラやもち菓子に砂糖を使うとでんぷんの分子が結合することによる老化を防ぐため，硬くなりにくい。

　i．メイラード反応（アミノカルボニル反応）：クッキーやパンに焼き色がつくのは糖が小麦粉や牛乳，卵に含まれるアミノ酸と反応してできる物質のためである。砂糖は加熱によって変化が著しく，濃度（糖度）や温度の上昇によって，様々な状態を示す（表4-13）。

表4-13　砂糖溶液の加熱による状態変化

温度（℃）	加熱中の状態	水中の状態	調理特性
103〜105	細かい泡	水中で散る	シロップ
106〜115	消えにくい泡	ゆるやかに散る	フォンダン
115〜120	粘りのある泡	軟らかい球	砂糖衣
140〜165	大きな泡	糸をひく	抜糸
170〜180	黄褐色・カラメル臭	固まる	カラメル

（2）その他の甘味料

　砂糖に代わる機能性甘味料は，エネルギー値が低く，虫歯になりにくい（抗う蝕性），腸内のビフィズス菌を増殖させる，インスリンの分泌を刺激しない，カルシウムの吸収を促すなどの機能を持っている（表4-14）。

表4-14　主な甘味料と機能性

機能性甘味料		原料	甘味度（ショ糖1）	機能性
糖質甘味料（糖アルコール類）	エリスリトール	ブドウ糖	0.8	非う蝕, 低エネルギー
	マルチトール	麦芽糖	0.8	非う蝕, 低エネルギー
	ソルビトール	ブドウ糖	0.6	非う蝕, 低エネルギー
	キシリトール	キシロース	1	非う蝕, 低エネルギー
	ラクチトール	乳糖	0.4	低エネルギー
	ラクチュロース	乳糖	0.5	低エネルギー, 整腸
糖質甘味料（オリゴ糖類）	フラクトオリゴ糖	ショ糖	0.3〜0.6	非う蝕, 低エネルギー, 整腸
	ガラクトオリゴ糖	乳糖	0.2〜0.25	非う蝕, 低エネルギー, 整腸
	キシロオリゴ糖	キシラン	0.4〜0.5	非う蝕, 低エネルギー, 整腸
	カップリングシュガー	乳糖, オリゴ糖	0.5	非う蝕
高甘味度甘味料	アスパルテーム	アスパラギン酸, フェニールアラニン	100〜200	非う蝕, 低エネルギー
	グリチルリチン	甘草	150〜200	非う蝕, 低エネルギー
	ステビオサイド	ステビアの葉	75〜350	非う蝕, 低エネルギー
	アセチルファルカリウム	ジケテン	200	非う蝕, 低エネルギー

（和田淑子編，『健康・調理の科学―おいしさから健康へ―』，建帛社（2004））

4-3-3　酒類，食酢，うま味調味料，その他の調味料

（1）酒　類

　酒には清酒（アルコール15〜16％）と発酵調味料である料理酒の2種類がある。本み
りんは酒税法によって定められた原料（もち米，米麹，アルコールなど）を使用して発
酵・糖化した醸造調味料である。一般成分は糖類（40〜50％含有）やアルコール（13.5
〜14.5％），アミノ酸，有機酸，香気成分である。甘味は砂糖の約1/3で，みりんを砂
糖の代わりに使用する場合は，約3倍量用いると砂糖と同等の甘味となる。みりんは加熱
してアルコール分を除いてから使用することが多く，この調理操作を「煮切る」という。
蒸し米を米麹で発酵させたものに塩を添加し不可飲処置をしたみりんタイプ発酵調味料
（アルコール10％）とアルコール度数1％未満のみりん風調味料がある。みりん風調味料
は，水あめやブドウ糖などの糖類，アミノ酸，有機酸，香料などを混合している（アル
コールを含まないため，酒税がない）。

　みりんの調理特性は，以下のとおりである。

　　a．**水分保持作用**：やわらかく仕上げる。

　　b．**マスキング効果**：臭みを消去し，香りをつける。

　　c．**てり・つやの付与**：料理に照りやつやをつける働きがある。

　　d．**浸透作用**：アルコール分が含まれることにより，味のしみこみがよくなる。

　　e．**煮くずれの防止**：浸透圧により，砂糖より煮くずれしにくい。

　　f．上品な甘みをつける。

　本みりんなどの甘味の付与を主としない酒類の種類には，醸造酒と蒸留酒に分けられる
（表4-15）。

表4-15　酒類の種類と特徴

種　類		特　徴
醸造酒	清酒	こめと米麹を原料
	ワイン	ぶどうを原料
	紹興酒	もち米を原料
	リキュール類	蒸留酒に香料や色素，果実，種子を加えたもの，製菓用
蒸留酒	ブランデー	ぶどうを原料，製菓用
	ラム酒	さとうきびから得られる糖蜜を原料，製菓用
	キルシュ酒	さくらんぼを原料，製菓用

（吉田惠子編，『調理の科学』，理工図書（2012））

（2）食　酢

　食酢は，糖質を含む食材を原料として，アルコール発酵の後，酢酸発酵させた液体調味
料で主成分には3〜5％の酢酸を含む。酢の種類は原料別に穀物酢，米酢，米黒酢，リン
ゴ酢などがあり，味や香りも異なる。酢の主原料は，穀類（こめやむぎなど），果実（リ
ンゴやブドウ）などがあるが，基本となるのは「酒を造る工程の後に，酢酸発酵を加える
こと」である。食酢は製造工程によって醸造酢，合成酢，加工酢（ポン酢など）に分けら
れる（表4-16）。食酢は，うま味やさわやかな芳香をもち，食欲を増進させ，減塩効果や

疲労回復などの作用がある。

　食酢の調理特性は，以下のとおりである。

　　a．**酸味の付与**：食べ物に酸味をつけておいしさに関与する。酸味は塩味や甘味をやわらげ，うま味をひきたてる。

　　b．**色素との反応**：食酢はアントシアン系色素を赤く発色させる（紫キャベツ）。

　　c．**酵素活性阻害効果**：れんこんなどのフラボノイド系色素は酸性で白くなるため，酢水でゆでて白く仕上げることができる（ごぼう）。

　　d．**たんぱく質への効果**：食酢はたんぱく質の熱凝固を促進する（ポーチドエッグ）。

　　e．**防腐・静菌効果**：酢の物の pH は 3.5〜4.2 であるため，微生物の繁殖を抑える。

　　f．**えぐ味除去，魚臭の除去，粘質物の除去**：魚臭をマスキングする（酢あらい）。

　　g．**テクスチャーの変化**：食酢を用いるとテクスチャーが変化する（魚のマリネ）。

表 4-16　醸造酢の種類

分　類		種　類	特　徴
穀物酢	米　酢	米酢，玄米酢，黒酢	こめが 1 L 中に 40 g 以上
	穀物酢	穀物酢	穀物が 1 L 中に 40 g 以上
果実酢		リンゴ酢，赤ブドウ酢，白ブドウ酢，バルサミコ酢，梅酢，柿酢	果汁が 1 L 中に 300 g 以上

(吉田惠子編，『調理の科学』，理工図書（2012）)

（3）うま味調味料，風味調味料

　うま味調味料は，L-グルタミン酸ナトリウム，5'-イノシン酸ナトリウム，5'-グアニル酸ナトリウムなどのうま味成分を水に溶けやすくなっている。うま味を補うとともに食材に含まれているうま味成分との相乗作用によってより効果が高まる。

　風味調味料は，こんぶ，かつお節などのだし素材を原料として，それらの抽出液を濃縮した成分にうま味調味料，食塩や糖を混ぜ合わせて乾燥，粉末状，顆粒状になっており，風味を有するところがうま味調味料と異なる点である。

（4）その他の調味料

　その他の調味料としては，ウスターソース類，トマト加工品，ドレッシング類，アジアの調味料などが挙げられる（表 4-17）。

表4-17　その他の調味料の種類

種類		特徴
ウスターソース類		野菜・果実の搾汁やピューレなどに味を調整，熟成した液体調味料。減塩食品のソースもある。
トマト加工品	トマトピューレ	完熟トマトを加熱後，裏ごし濃縮したもの（無塩可溶性固形分が24％未満）
	トマトペースト	トマトピューレを無塩可溶性固形分が24％以上に濃縮したもの
	トマトケチャップ	トマトピューレに味を調整，加工したもの。減塩食品のトマトケチャップもある。
ドレッシング類		植物油，食酢，調味料，香辛料を混合・乳化した調味料。減塩食品やノンオイルタイプのドレッシングもある。
アジアの調味料	魚醤	しょっつる（日本），ナムプラ（タイ），ニョクマム（ベトナム）などが魚醤
	豆板醤（とうばんじゃん）	蒸したそら豆を発酵させ，とうがらし，塩を加えてつくるとうがらしみそ（中国料理の麻婆豆腐などに利用）
	オイスターソース	かきを塩で漬け込み，発酵させて濃縮し，カラメル色素，酸味料などを加えたもの
	芝麻醤（チーマージャン）	煎ったごまをすり潰してペースト状にし，ごま油やサラダ油，調味料を加えたもの（中国料理の棒々鶏などに利用）
	甜麺醤（テンメンジャン）	小麦粉に塩，麹を加えて醸造した黒色みそ（春餅（チェンビン）などに利用）
	コチュジャン	蒸したもち米を発酵させ，とうがらし，塩，糖類などを加えて作るとうがらしみそ（韓国料理のビビンバなどに利用）

（吉田惠子編，『調理の科学』，理工図書（2012））

4-3-4　香辛料

　香辛料は，熱帯や亜熱帯に産し，植物の葉，根，茎，種子のなかで刺激性の成分や揮発性の香気成分，辛味が含まれている。古くから，香辛料は代謝調節機能や血圧降下作用など生体調節に関する生理機能をもつものとして利用されてきた。香辛料は，料理に添えたり，添加することで料理全体を引き立たせ，刺激や風味を与えたり，薬用効果や嗜好性，着色性や抗菌性を向上させる働きがある。香辛料を食品に少量加えると，刺激や風味を与えて嗜好性を向上させ，消化液の分泌を促して消化・吸収を助ける。香辛料の香りは，精油成分に含まれている。

　スパイス（spices）は，熱帯アジアから陸路，海路を経てヨーロッパに持ち込まれたこしょう，クローブ，ナツメッグ，シナモンや大航海時代以降，中南米から持ち込まれたオールスパイスや唐辛子などのように，ヨーロッパでは自家栽培できない植物の根や茎，樹の皮，果実，種子類をスパイスと呼ぶ（表4-18）。

　ハーブは，ラテン語で草木を意味する"Herba"を語源とし，「香りを持っていて食などに役立つ有用な植物」（香草）である。ハーブは古くからヨーロッパにおいて，山野に自生していたオレガノ，バジル，タイム，パセリ，ローレル，ローズマリー，セージなどの葉や花の香りを食用や薬草として生活の中に取り入れていた。ハーブは乾燥させたものだけでなく，生鮮ハーブの形で香りや色彩・形状，有用な成分を持つ植物として利用されている。

　西洋料理では，香りの強い香辛野菜がハーブとして生のまま，あるいは乾燥してさまざまな料理に使用されている。日本料理では，薬味という名前でわさび，さんしょう，しょ

うが，みつば，青しそ，紅たでなどを吸い口として生で用いることが多く，食欲を増進させたり，季節を感じさせる働きがある。

表 4-18　スパイスの種類と作用

作　用	スパイス名	料理への応用
矯臭作用	ローリエ，クローブ，タイム，オレガノ，ジンジャー，ガーリックなど	肉や魚料理（生臭さを消す）
賦香作用	オールスパイス，ナツメッグ，シナモン，バジル，ウイキョウ，バニラなど	料理の素材に合わせて使う（食欲をそそる香りをつける）
辛味作用	ペッパー，ジンジャー，マスタード，ガーリック，ホースラディッシュ，わさびなど	肉や魚料理など
着色作用	サフラン（黄），ターメリック（黄），マスタード（黄），パプリカ（赤～橙色）	カレー，パエリア，ブイヤベースなど

(池田ひろ編，『調理学』，化学同人（2003）)

4-3-5　嗜好飲料

　茶は日常の代表的な嗜好飲料である。茶の木は，ツバキ科ツバキ属の常緑灌木で，茶に適した品種が使われている。茶は製造方法の違いによって不発酵茶（緑茶），半発酵茶（ウーロン茶），発酵茶（紅茶）に分けられる。

（1）不発酵茶

　不発酵茶である緑茶は，摘み取った後に熱を加えて，茶葉中の酸化酵素を破壊するため，茶葉本来の成分や色が保たれている。緑茶は緑色を呈しているのが特徴で，日本や中国で生産されている。玉露は，新芽の時期に直射日光をさえぎったやわらかい最上の葉から製造された若葉を原料とし，煎茶は次の若葉，その摘んだあとの成長した葉が番茶である。下級煎茶や番茶を焙煎したほうじ茶，炒った米を煎茶や番茶に混合した玄米茶などがある。茶にはふさわしい抽出温度や時間があり，茶の第一煎目は溶出成分の割合が高く，湯の温度が高いと成分が溶出される。カフェインは沸騰水では 3 分間でほとんど溶出してしまうが，タンニンはその後に多く溶け出してくる。玉露や煎茶は低温でタンニンの抽出を抑え，うま味成分を浸出させるようにする。番茶は浸出時間が長くなると渋みが出るため，沸騰した湯を用いて高温短時間で浸出させる（表 4-19）。緑茶にはビタミン C が含まれ，渋み成分であるカテキン類には，抗菌，抗ウィルス作用がある。近年，「食べるお茶」も出現している。

表 4-19　茶の種類と浸出温度・時間

種　類	浸出温度・時間			
玉　露	葉 10 g　湯　60 mL	温度 60 ℃	浸出時間　2.5 分
煎　茶	葉 10 g　湯 430 mL	温度 75～80 ℃	浸出時間　約 60 秒
番　茶	葉 15 g　湯 650 mL	温度 90 ℃（熱湯）	浸出時間　約 30 秒

(池田ひろ編，『調理学』，化学同人（2003）)

　茶のおいしさはうま味，香り，苦味，渋味があげら，成分は以下のとおりである。

　a．カフェイン：苦味成分（覚醒作用，強心作用，利尿作用）

b．タンニン：渋味成分（タンニンの中ではカテキンが75％以上を占めている）

c．テアニン：茶特有のうま味成分

d．グルタミン酸：うま味成分

（2）発酵茶

紅茶はインド，スリランカ，パキスタンで生産される発酵茶であり，葉3〜4gに対して熱湯160 mLをカップともに温めておいたポットに入れ，沸騰した熱湯を注いでジャンピングさせた後，静置し，茶葉が開いてきたところで茶こしを用いてカップに注ぎ入れる。紅茶は発酵過程中にカテキンが酸化酵素によってテアフラビンやテアルビジンに変化し，紅茶特有の赤色色素と香気成分を形成する。紅茶にレモンを入れると色が薄くなるのは，テアルビジンが酸性になり，退色するためである。

紅茶の浸出液は，放置すると白く濁ることがあり，クリームを加えたような外観になるため，クリーミング現象（creaming）またはクリームダウンという。これは，紅茶の温度が下がるとともにカフェインとタンニンの化合物が析出して起こるため，アイスティーを作る時は，氷を入れたグラスに濃い紅茶を注いで急冷すると防ぐことができる。

（3）半発酵茶

発酵茶と不発酵茶の中間（発酵度10〜60％）の茶で包種茶，鉄観音茶，ウーロン茶など，主として中国と台湾で生産されている。半発酵茶であるウーロン茶は，中国茶の主流をなし，茶葉を発酵させた後に煎って熱を加えてつくる。仕上がりがカラスのように黒く，龍のように曲がっているのでこの名がついた。抽出液にはタンニンやカフェインが含まれる。半発酵茶は熱湯を使い，2〜3分間抽出する方法が一般的で後味がさっぱりしているので中国料理のような油を使った料理との相性がよい。

（4）コーヒー

コーヒーの品種は，大きくアラビカ種，ロブスタ種，リベリカ種の三大原種に分けられる。世界の生産量の約3分の2を占めるアラビカ種は，主としてエチオピア，中南米諸国などが原産国であり，約1/3を占めるロブスタ種はインドネシア，中央アフリカなどが原産国である。コーヒー豆はコーヒーベルトといわれる赤道をはさんだ地域で生産され，国名，山域，積山港，栽培されている地名で呼ばれている。コーヒー豆を200〜250℃で焙煎して粉砕する。コーヒーの苦味はカフェインであり，渋みはタンニンである。タンニンの一種であるクロロゲン酸は焙煎により分解し，スクロース（ショ糖）と褐変現象を起こしてコーヒーらしい色を出すがたんぱく質を凝固させる性質がある。酸味はクエン酸，リンゴ酸などによる。コーヒーに砂糖を加えると苦味が，クリームや牛乳を加えると酸味が和らぐ。コーヒー中の酸が古い牛乳やクリーム中のたんぱく質と結合し，凝固することがあるが，これをフェザリングと呼んでいる。

（5）ココア

ココアは，アオギリ科の常緑灌木であるカカオ樹の種子であるカカオ豆を焙焼し，磨砕した果肉（カカオマス）から脂肪（カカオバター）を20〜25％に調整して，粉砕したも

のである。ココアには，ピュアココア（純ココア）とミルクココア（粉乳や砂糖を加えたインスタントココア）に分かれ，脂肪含有量（21.6％）は他の飲み物に比べて高く，疲労回復の働きがある。ココアには苦味の成分であるテオブロミンが含まれるが，カフェインよりも刺激性がおだやかで，糖質，脂質，たんぱく質，ビタミン B_1，ビタミン B_2 や鉄，ポリフェノールも含まれている。ココアパウダーは，飲物だけでなく，製菓用としても使用されている。

（6）その他の飲料

　清涼飲料は清涼感と爽快感をもち，アルコール含量1％未満の飲み物で，炭酸飲料と果実飲料に分類される。炭酸飲料とは，炭酸ガスを全重量の1万分の5以上含有した発泡性飲料をいう。炭酸飲料には炭酸ガスを圧入し，何も加えていないものと甘味料，酸味料，香料，着色料，植物の抽出物などを添加したものがある。

　果実飲料は果物や野菜などを原料とし，清涼感とビタミン類（ビタミンC）の補給効果がある。

　スポーツドリンク（アイソトニック飲料）には，無機質（Na，K，Ca，Mg など），ビタミン類，グルコース（ブドウ糖），クエン酸などが含まれた濃度は人の体液と等しくしたものが多く，清涼感と爽快感のある飲料である。

4-4　調味料の設定（調味パーセント）

4-4-1　調味パーセントの基本概念

　食材料の重量に対して，その味付けに必要な塩分量や糖分量の割合を表したものを調味パーセント（調味の割合）という。それぞれの調理において，一般的に好まれる標準的な味，つまり最適な調味パーセントはおおよそ決まっている。しかし，あくまでも標準の割合であるため，食材の鮮度や特徴によって加減することが大切である。

4-4-2　好ましい調味パーセント

　5基本味においては，食塩の加減（塩分濃度）が最も重要と考えられる。好まれる食塩濃度は0.5〜1.5％程度であり，人の体液の浸透圧と同じ0.9％を基礎に考えられている。これは，人が口に含んだときに最も好まれる濃度であると言われている。塩分濃度の高い漬物やつくだ煮などの食品は通常飯とともに口にいれるが，これは口腔内の塩分の濃度を調節していると考えられる。また，適した塩分濃度は，食品との相互作用や用途，調理法によってそれぞれ異なってくる。クエン酸，酢酸，乳酸などの有機酸は，塩辛味を和らげる。

　甘味においてもほどよく感じられる濃度は，人の体液の浸透圧である10％糖液に起因していると考えられる。

表4-20　料理別調味パーセント（主な食品の塩分濃度）

食 品	塩分濃度（％）	食 品	塩分濃度（％）
汁物	0.7～1.0	食パン	1～2（1.3）
煮物	1.5～2.0	味つけご飯	0.6～0.7
和え物，酢の物	1.2～1.5	乾麺	3～5
魚・肉のふり塩	1～2	（ゆで麺）	0.3～0.9
しめさばのふり塩	5～10	マヨネーズ	1.8～2.3
塩焼き魚	1.5～2.0	バター，マーガリン	1.9～2.0
丸干し，めざし	3～6	漬物	2～10
かまぼこ	2.4～3.0	佃煮	5～10
生野菜のふり塩	1.0～1.5	塩辛	10～15

表4-21　料理別調味パーセント（主な料理の糖分・塩分濃度）

糖 分（％）	料理名	塩 分（％）
10～15	しいたけ・かんぴょうの煮物	2～3
8	さばのみそ煮・青魚の煮付け	2
5～6	さといもの煮付け・いりどり	1.2～1.5
5	白身魚の煮付け	1.5～2
3	豚肉の生姜焼き	1.5～2
0.5～1	炒め物・おでん	1～1.2
0.5～1	お浸し・煮浸し	1
0.5～1	みそ汁・けんちん汁	0.6～0.8

4-4-3　調味パーセントの計算方法

　調味パーセントを計算する際に用いる食材料の重量は，廃棄率を除いた調理に用いる正味重量（加熱・調味前の状態）である。野菜であれば皮をむいたもの，乾物は戻したものについて考える。しかし，汁物は具ではなく汁物の重量とするなど，料理の種類によって食材料の重量は異なる。調味パーセントは以下の式で表される。

$$調味パーセント（\%）＝\frac{調味料の重量（g）}{材料の重量（g）}×100$$

つまり

$$調味料の重量（g）＝\frac{材料の重量（g）×調味パーセント（\%）}{100}$$

である。

（1）塩分の換算

　調味の塩味は塩だけでなく，しょうゆやみそ，コンソメなど様々な調味料を用いる。調味パーセントを活用する際は，それぞれの調味料に含まれる塩分濃度を考慮し，換算が必要となる。

表4-22 計量スプーンの重量と食塩含量

種　類	塩分濃度 (%)	小さじ (5 mL)		大さじ (15 mL)	
		重量 (g)	食塩含量 (g)	重量 (g)	食塩含量 (g)
食塩	100	6	6	18	16
濃口しょうゆ	14.5	6	0.9	18	2.6
薄口しょうゆ	16.0	6	1.0	18	2.9
淡色辛みそ	12.4	6	0.7	18	2.2
甘みそ	6.1	6	0.4	18	1.1

（2）糖分の換算

　糖分％は，その調味料に含まれている砂糖の量で示されているため，換算が必要となる。換算を行う代表的な調味料は本みりんである。本みりんに含まれる糖はブドウ糖（グルコース）であり，糖分が約43.2％含まれている。砂糖（スクロース）の甘味を1とすると，グルコースの甘味は0.8と弱くなっている。このため，糖分をみりんに置き換える時は3倍重量（約1.5倍容量）にして，逆にみりんの糖分を砂糖に置き換えるときは1/3重量（約2/3容量）にして用いる。

表4-23 基礎調味料の塩分と糖分 - 材料100gに対しての塩分・糖分パーセント

調味　％	調味料		容積比
	塩（精製塩）	1 g（小さじ1/6）	1
塩分1％	しょうゆ	6 g（小さじ1）＝塩1 g	6
	みそ	8 g（大さじ1/2弱）＝塩1 g	9
糖分1％	砂糖	1 g（小さじ1/3）	1
	みりん	3 g（小さじ1/2強）＝砂糖1 g	1.5

（女子栄養大学出版部，『調理のためのベーシックデータ（第6版）』，（2022年））

4-4-4　調味操作のタイミング

　調味操作のタイミングは，調味の目的や調理方法，食材の特徴によって異なる。これによって料理の風味，食品の色，テクスチャーに影響を与え，おいしさが決定する。

　加熱中に調味ができるものは煮物，焼き物，炒め物がある。煮物は，加熱して組織を柔軟してから調味料を内部へと浸み込ませやすくして，加熱中に調味料を加えることによって味を浸み込ませる。焼き物と炒め物は味を内部まで浸み込ませる必要がなく，加熱中の調味操作が可能である。焼き魚などの焼き物，揚げ物などは場合によって喫食時に調味をする。加熱中に調味ができないものに蒸し物，揚げ物などがあり，これらは加熱前に下味をつけることが多い。

4-4-5　調味操作の順序

　調味料を加える順序によってもでき上がりに影響する。これは，調味料によって分子量や性質などが異なるため，それぞれの特性に合わせて調味する適切なタイミングが変わってくる。この調味料を加える順番を簡単に表現して「さしすせそ」（さ：砂糖，し：塩，

す：酢，せ：しょうゆ，そ：みそ）と言われる。まず，砂糖を最初に入れる理由は，砂糖は内部まで浸透して食材を軟らかくする性質があるため，後に加えた調味料が浸透しやすくなる。すなわち，砂糖の分子量は塩の分子量の6倍と大きいため，砂糖の方が塩よりも先に食材に浸透する。また，塩は脱水作用があるため，砂糖を後から入れても脱水によって硬くなった食材の細胞内に浸透しにくくなり，砂糖を加えてもなかなか甘味がつかなくなってしまう。分子量の小さい調味料ほど拡散が速いことは，すなわち，調味料の食品中で拡散する速さが調味料の分子量の平方根に反比例するというグラハムの法則に起因する。

　酢・しょうゆ・みそは発酵（醸造）調味料と呼ばれる。これらは揮発性成分を多く含み，加熱によって風味が失われやすいことから後から加える。風味を残すためには，火からおろす直前に加える方がよい。

表4-23　調味料の分子量

	分子量	分子量の平方根
食　塩	30	5.47
酢　酸	60	7.74
ショ糖	342	18.50

食塩は Na^+ と Cl^- の平均

4-4-6　調味料の浸透

　食材の内部へ調味料を浸透させる場合，生の食材では塩や砂糖をはじめとした調味料が頑丈な細胞膜を通過して浸透することが難しい。これに対する工夫としては，調味料をそのまま食材にかける，または濃い調味液を使って浸透させるなどの工夫を行う。これらの操作を行うことによって，細胞内部の水分が細胞膜を通って細胞外へ流出し，細胞構造が破壊されることによってさらに調味料が内部へ浸透することになる。

　調味料は基本的に水に溶けて食材の細胞内部へ移動するため，水分量の多い食品の方が調味料の浸透量が多い。また，食材の下処理や加工状態によっても調味料の浸透が異なる。均一に早く調味料が浸透するためには，食材を小さくすることや隠し包丁（切れ目）を入れるなどの工夫をする。

　加熱によっても食材の組織構造は破壊されることから，調味料の浸透は早くなる。煮物などでは，煮上がった後に食材全体へ調味料が拡散されることから，加熱後にしばらく放置することで味が均一に浸透する。

4-4-7　各調味料による調味操作

（1）砂糖による調味操作

　砂糖は，添加のタイミングによって食品の仕上がりの色やテクスチャー，つやなどに影響を与える。メレンゲでは，砂糖を最初から一度に添加すると卵白の粘度が増して気泡し

にくくなるため，卵白のこしをきってから数回に分けて砂糖を加える。砂糖の添加量が多いほどつやの良い安定なメレンゲとなる。煮豆では，煮熟した豆に最初から砂糖を全量加えてしまうと，豆の水分が脱水されて組織が硬くなる。そのため，砂糖を加えるときは数回に分けるか，徐々に高濃度の糖蜜に浸漬することによって甘味をつける。

　砂糖は，たんぱく質の熱凝固を遅らせるため，たんぱく質食品に砂糖を添加すると凝固温度が高くなる。そのため，カスタードプティングでは，砂糖の添加量が多いほどすだちが起こりにくく，テクスチャーはなめらかになる。

　寒天ゲルは，砂糖濃度が高くなるほど弾力が出て硬くなり，離漿量も少なくなる。ゼラチンゼリーでは，砂糖濃度が高くなるほどゼリー強度が高くなり，粘稠性があるゲルになる。

（2）食塩による調味操作

　おはぎやぜんざいなど甘味のある食品には，少量の食塩を添加することによって甘味が強調されて感じられるが，これは味の対比効果によると考えられる。また，食塩は食品に塩味をつける呈味作用以外に，野菜や魚へのふり塩などによって水分を出す脱水作用，テクスチャーの変化を起こす脱水作用，熱凝固性を高める作用など様々な作用がある。

　魚肉に2〜3％の食塩とともにすり混ぜると，塩溶性の筋原線維であるアクチンとミオシンがアクトミオシンを形成して高粘度のゲルとなり，すわりの現象と言われる。これを加熱すると，弾力のあるテクスチャーの練り製品となる。酢の物では，塩の添加後は脱水作用により調味液の浸透が良くなる。魚肉も食塩により脱水されると肉質がしまるが，これを塩じめという。

　また，卵豆腐やプリン，茶碗蒸しなどは食塩添加によりたんぱく質の熱凝固性が高まるため，希釈してもゲル化する。

【解説】
(1) 炒めるよりもゆでる方が損失が大きい。
(2) キャベツ以外のだいこん，リンゴでも，水道水（低張液）よりも食塩水（高張液）に浸漬した方がカリウム，マグネシウム，カルシウムの溶出率が高くなる。
(3) 野菜のビタミン損失率は，蒸すよりもゆでた方が高い。これは，ゆで汁へビタミンが流出するからである。
(4) はくさいは，食塩水でゆでた方が短時間でゆであがり，ビタミンの残存率は高くなる。
(5) ゆでる際のビタミンCの損失は，葉菜の方が根菜より大きくなる。

【解説】
a 加熱肉の褐色物質は，メトミオグロモーゲンである。
b 網焼き操作によって，豚ロース（薄切り）の脂肪の約15％が減少する。脂肪の減少率は肉の厚みによって異なり，厚ければ薄切りより少なくなる。
c 野菜のぬかみそ漬けは，ビタミン B_1 を増加させる。
d たけのこなどは煮ることによって，酵素を失活させて保存期間が延びると同時に，えぐ味成分を取り除くことができる。あく取りには，煮汁に重曹水や灰汁といったアルカリ性溶液を用いると組織が軟化し，アク成分が一層溶出しやすくなる。

問1　調理操作による栄養成分の変化に関する記述である。誤っているものはどれか。
(1) 野菜の β - カロテンの損失は，炒め物で3～5％程度である。
(2) キャベツの千切りを浸漬するとき，水道水より1％食塩水の方がカリウムの溶出が多い。
(3) ほうれんそうの β -カロテンは，蒸し物よりゆでた方が損失率が高い。
(4) はくさいは水よりも食塩水で茹でた方がビタミンCの残存率は高くなる。
(5) ゆでる操作によるビタミンCの損失率は，こまつなに比べてごぼうの方が高い。

問2　調理による栄養の変化に関する記述である。正しいものの組合せはどれか。
a 加熱肉の褐色物質は，メトミオグロモーゲンである。
b 網焼き操作による，豚ロースの脂肪の減少率は薄切りよりも厚切りの方が大きい。
c 野菜のぬかみそ漬けば，ビタミン B_1 を増加させる。
d あく抜きに酸性溶液を用いると組織が軟化し，アク成分が一層溶出しやすくなる。
(1)aとb　(2)aとc　(3)aとd　(4)bとc　(5)cとd

── 解　答 ──
問1　(5)　　問2　(2)

問3　調味料についての記述である。正しいものはどれか。
(1)　塩は砂糖よりも分子量が小さいため，塩の方が砂糖よりも先に食材に浸透する。
(2)　茶碗蒸しなどは食塩添加によりたんぱく質の熱凝固性が低くなる。
(3)　だいこんの煮物に用いるしょうゆは，組織を軟化させる作用がある。
(4)　糖分をみりんに置き換える時は3倍重量にして用いる。
(5)　寒天ゲルは，砂糖濃度が高くなるほど弾力が出て硬くなり，離漿量も少なくなる。

(1)　砂糖の分子量は，塩の分子量の6倍と大きいため，砂糖の方が塩よりも先に食材に浸透する。
(2)　卵豆腐やプリン，茶碗蒸しなどは食塩添加によりたんぱく質の熱凝固性が高まるため希釈してもゲル化する。
(3)　しょうゆには組織を軟化させる作用はない。
(4)　本みりんに含まれる糖はグルコース（ブドウ糖）であり，糖分が43.2％含まれている。スクロース（砂糖）の甘味を1とすると，グルコースの甘味は0.8と弱くなっている。このため，糖分をみりんに置き換えるときは3倍重量（約1.5倍容量）にして，逆にみりんの糖分を砂糖に置き換えるときは1/3重量（約2/3容量）にして用いる。
(5)　ゼラチンゼリーでは，砂糖濃度が高くなるほどゼリー強度が高くなり，粘調性があるゲルになる。

問4　調味料の味付け以外の作用と調理例の記述である。正しいものの組み合わせはどれか。
a　ぎゅうひに含まれる砂糖は，でんぷんの老化防止効果がある。
b　サラダドレッシングに含まれる食塩が，野菜組織を硬化させる作用がある。
c　だいこんの煮物に用いるしょうゆは，組織を軟化させる作用がある。
d　魚のみそ漬けのみそは，生臭み成分の吸着効果を持つ。

(1)aとb　(2)aとc　(3)aとd　(4)bとc　(5)cとd

b　サラダドレッシングに含まれる食塩が，野菜組織を軟化させる作用がある。
c　だいこんの煮物に用いるしょうゆは，風味をつける作用がある。

解　答
問3　(5)　　　問4　(3)

【解説】
b みそ汁は，加熱回数が多いほど風味が低下する。
c ゲルは液体よりも流動性が低いため，同じ砂糖濃度の場合，ゲル化食品よりも液体やゾル状食品の方が甘味を強く感じる。

問5 食味の感じ方に関する記述である。正しいものの組み合わせはどれか。

a L-グルタミン酸ナトリウムは，pH 7 付近で最もうま味が強い。

b みそ汁は，加熱回数が多いほど風味が増加する。

c 同じ砂糖濃度の場合，ゲル化食品の方が甘味を強く感じる。

d 食酢に食塩や砂糖を加えると，酸味が抑えられてまろやかに感じる。

（1）a と b　（2）a と c　（3）a と d　（4）b と c
（5）c と d

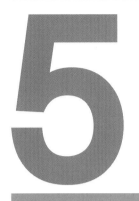

5 食品の特徴に応じた調理特性

5-1 植物性食品の調理性

5-1-1 主食材料の調理

（1）こ め

1）こめの種類と構造

こめは種実の形から，インド型（インディカ種），日本型（ジャポニカ種），ジャワ型（ジャパニカ種）に大きく分けられる。**インド型**は長粒米（幅に対する長さの比は2倍以上）といわれ，炊くと粘りが少ないのが特徴である。**日本型**は短粒米（幅に対する長さの比は1.5～1.9倍）といわれ，炊くと適度な硬さと粘りがある（図5-1）。ジャワ型は両型の中間的な性質を持

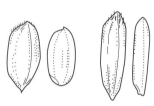

（a）日本型　　（b）インド型
（どちらも左：もみ米，右：玄米）

図5-1　こめの形

つ。こめはでんぷんの構成の違いからうるち米（粳米）ともち米（糯米）に分けられる。

こめはイネ科のイネの種実で，もみ殻に覆われている。もみ殻を除いたものを玄米という。玄米の組織は外側から果皮，種皮，胚乳（糊粉層・でんぷん細胞），そして胚芽からなる。各部の割合はぬか層（果皮，種皮，糊粉層）6％，胚芽2～3％，胚乳91～92％である（図5-2）。

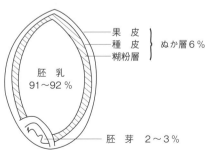

果　皮
種　皮 ┐ぬか層6％
糊粉層 ┘

胚　乳
91～92％

胚　芽　2～3％

図5-2　玄米の構造

ぬか層はたんぱく質，脂質，ビタミンなどの栄養素を多く含む。しかし繊維が多く消化が悪い，食味もよくないため搗精（精米）をおこない除く。搗精の程度によって，玄米，半つき米，七分つき米，精白米などがある。搗精方法が異なる胚芽精米は胚芽を80％以上残しているため，ビタミンB群，ビタミンEを多く含むが変質しやすい。他にも発芽玄米，低アミロース米，高アミロース米，香り米，古代米（赤米，紫黒米などの有色米），低アレルゲン米などさまざまなものが出回っている（表5-1）。

表5-1 こめの使用形態

使用形態	特　徴
胚 芽 精 米	胚芽を残し，搗精したものである。 ビタミンB$_1$・E，リン，マンガンなどの微量栄養素を多く含む。
無 　洗　 米	こめぬかが除去されているので洗米の必要がない。 洗米しないため，こめ表面のビタミンB群の損失が少ない。
発 芽 玄 米	玄米を発芽させ，栄養価や消化性を高めたものである。 ギャバを含んでいる。
低アミロース米	アミロースの含有量が少ないこめである。 粘りが強く，冷めてもあまり食味が低下しない。
低アレルゲン米	こめのたんぱく質でアトピー性皮膚炎を起こす人向けに開発されたもので，たんぱく質酵素分解処理や高圧処理・塩類溶液洗浄などを行っている。

2）　こめの成分と栄養

こめの成分は炭水化物が約75％，たんぱく質約6～7％，脂質約1％，水分約15％である。こめの炭水化物の大部分がでんぷんである。こめでんぷんには，グルコース（ブドウ糖）がα-1,4結合して直鎖状につながった**アミロース**と，直鎖からさらにグルコースがα-1,6結合して枝分かれした**アミロペクチン**の2種類がある。**うるち米**のでんぷんはアミロース約20％とアミロペクチン約80％からなるが，**もち米**のでんぷんはほぼアミロペクチンで構成されており，アミロペクチンが多いと粘りが強くなる。インド型ではアミロース含量が25％を超える品種もあり，この違いが米粒の硬さ，粘りなどの物性に影響し，調理や加工用途にも関与する（図5-3）。

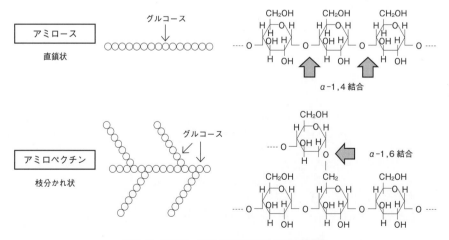

図5-3 アミロースおよびアミロペクチンの構造

　こめのたんぱく質の約8割がオリゼリンである。脂質含量は少ないが，その脂肪酸組成はリノール酸，オレイン酸などの不飽和脂肪酸が大部分を占め，貯蔵中に酸化しヘキサナールやペンタナールが増加するため，古米臭の原因となる。

　発芽玄米は食物繊維が多く，ギャバ（γ-アミノ酪酸）を含み，血圧下降作用が期待できる。

3）うるち米の調理

①　白　飯

　うるち米の水分は約15％であり，この水分含有量では加熱しても糊化しない。炊飯とはこめに適量の水を加えて加熱し，でんぷんを糊化させ，約60％の水分を含む飯にする操作である。炊き上がった時に水分がこめ粒に吸収された状態の炊き方を，**炊き干し法**という。

　a．洗　米：こめの表面に付着するぬかやごみを除くことを目的とし「研ぐ」ともいわれる。糊粉層などが流出し，色光，香り，味のよい飯が得られる。洗米によってこめ重量の約10％の水が吸収されるため，ぬか臭さを残さないように，たっぷりの水で手早く洗うことが大切である。最近では搗精時に精白米の表面に付着したぬかを取り除き，洗米せずに炊ける無洗米の利用も増えている。手間が省けるだけでなく，水溶性成分の損出を防ぎ，とぎ汁による環境汚染を防止するなどの利点がある。

　b．加　水：加水量はこめに吸収される量と加熱中の蒸発量を考慮し，うるち米ではこめ重量の1.5倍，こめ容量の1.2倍を基準とする。こめの品種，品質，洗米時の吸収状態，炊飯器具の種類，米飯の硬さの嗜好，用途などによって加水量を加減する。

　c．浸　漬：こめはあらかじめ水に浸漬し吸水させておくと，米粒が膨潤し，加熱によるでんぷんの糊化がしやすくなる。浸漬による吸水はうるち米で約24％，もち米で約32％で，浸漬後30分間で急速に吸水し，約2時間で飽和状態となる。こめの吸水量は水温によっても異なり，水温が高いと早く，水温が低いと緩やかで吸水量も少なくなる。また，長く浸漬し過ぎると米粒が崩れやすくなり食味が劣るので長時間の浸漬は望ましくない（図5-4）。

　d．加　熱：加熱操作によって生でんぷんは糊化される。おいしい飯を作るには98℃20分間加熱する必要がある。操作は大きく4段階に分けられる（図5-5）。

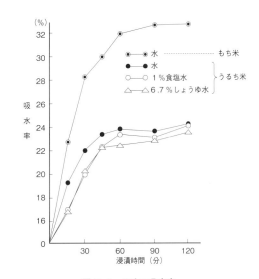

図5-4　こめの吸水率

（貝沼やす子，『調理科学（調理科学研究会編）』，光生館（1984））

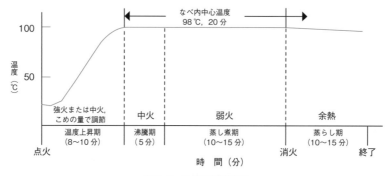

図5-5　炊飯の加熱曲線

温度上昇期：こめおよび水の温度が98〜100℃に達するまでの時期である。でんぷんは膨潤し，糊化する。火力が強すぎて加熱速度が速い場合は，米粒内へ水が充分侵入できないうちに米粒周辺の糊化が始まり，米粒中心部のでんぷんが充分に糊化されず，芯のある飯になる。また火力が弱いと沸騰までに時間がかかり，米表面のでんぷんが流出し，べたついた飯となる。沸騰までの時間は10分程度がよい。大量炊飯では水温を上昇させるのに時間がかかるので，湯炊き法*にする。

沸騰期：沸騰が持続する程度の中火で5分程度加熱する。この間は対流も続いており，こめは激しく動き，吸水，膨潤，でんぷんの糊化が進んでくる。

蒸し煮期：こめに吸水されずに残っている水分は少なくなり，こめは蒸気で蒸されている状態になる。温度の保持と水分の蒸発を防ぐため蓋を開けてはいけない。こめのでんぷんを糊化するには沸騰期，蒸らし期と合わせて98℃20分間を保つことになるので，蒸し煮期は弱火で15分程度加熱する。焦がしやすいので注意する。

蒸らし期：消火後，約10分蓋を開けずそのまま置く。飯粒表面に残っている水分を完全に吸収させ，米粒内の水分の分布も均一化される。蒸らし時間が終わったら直ちに飯をほぐし，余分な蒸気を蒸散させ，ふっくらとした米飯に仕上げる。白飯は，米重量の2.2〜2.3倍に炊き上がる。

② **かゆ（粥）**

ふつうの炊飯より水分を多くして炊くため，軟らかく消化がよい。最初に加える水の割合で全がゆ，七分がゆ，五分がゆ，三分がゆにわけられる（表5-2）。洗米後，分量の水を加え浸漬し，加熱する。沸騰したらふきこぼれないよう火を弱め，30分以上穏やかな沸騰を持続させ，好みの軟らかさに仕上げる。途中でかき混ぜることはしない。加熱には土鍋など厚手の鍋での加熱が適している。調味はでき上がり直前におこなう。加える副材料によってあずきがゆやいもがゆがある。

＊　炊き水を沸騰させたところに浸漬させた米を入れ，釜底と上層部との温度差が生じないよう熱が均一になるようにかき混ぜて炊く方法である。

表 5-2　飯・かゆの水加減

(米 1 カップ　(200 mL) ＝ 170 g)

種　類	米 (カップ)	水 (カップ)	炊き上がり容量		炊き上がり重量	
			(カップ)	倍　率	(g)	倍　率
白　飯	1	1.2 (2割増し)	約3	約3	375〜390	2.2〜2.3
全がゆ (20％がゆ)	1	5	4	4	850	5
七分がゆ (15％がゆ)	1	7	$5\frac{3}{5}$	5.6	1183	7
五分がゆ (10％がゆ)	1	10	8	8	1700	10
三分がゆ (5％がゆ)	1	20	17	17	3400	20

(女子栄養大学出版部,『調理のためのベーシックデータ (第6版)』, (2022年))

③　炊き込み飯

こめに食塩, しょうゆ, 清酒などの調味料を加え, 様々な具材料と炊き上げた飯で五目飯, たけのこ飯, きのこ飯などがある。旬の具材料を使用することで, 季節感をおりこむことができる。食塩やしょうゆは米の吸収を抑制するので芯ができ, 水っぽい飯になりやすい (図5-4)。そのため浸漬は水のみで行い, 加熱直前に調味料を加え, 加熱時間を長くするか, 加水量を白飯と比べ少なめにし炊く。しょうゆは加熱中の泡立ちを抑制するので沸騰に気づきにくく, 焦げやすいので火加減に注意する。炊き込み飯の食塩の濃度は0.6〜0.7％が適当で, 加える水の量の1％に相当する。あさりなどの貝類, 葉菜類は加熱時に水がでるものもあるので, 加水量を少なくする。

④　すし飯

すし飯は, 一般的には蒸らし終了後の白飯に合わせ酢を混ぜて味をつけたものである。炊飯後合わせ酢をかけるので, 加水量はその分を控え, こめ重量の1.2〜1.3倍, こめ容量1.1倍と硬めに炊く。蒸らし時間は5分程度と短めにし, 熱いうちに合わせ酢をかけ, 飯の粘りがでないよう手早くかき混ぜ, こめ内部に浸透, 吸収させる。その後うちわなどで急速に冷まし, 余分な水分を蒸発させると, 表面が引きしまり, つやのあるすし飯ができる。この際, 木製のすし桶 (飯台) を用いると桶に余分な水分が吸収され効果的である。合わせ酢の基本的な割合はこめ重量に対して, 酢10〜15％, 砂糖5〜8％, 塩1.5〜2％であるが, にぎりずし, いなりずし, 箱ずしなどすしの種類や具材, また地域によって合わせ酢の配合割合が異なる。

⑤　炒め飯

炒め飯には, こめを炒めてから炊き上げるピラフと飯を炒めてつくる炒飯 (チャーハン) がある。

ピラフはこめを油脂で炒めてから炊き上げるもので, こめ重量の7〜10％の油脂で炒め, こめ重量の1.3倍, こめ容量の1.0倍のスープストックを加えて炊く。こめを炒める

と米粒表面に油脂のコーティングをすることになり，またこめの表面の一部のでんぷんが糊化し，吸水や熱の浸透が悪く硬めに炊き上がる。芯のある飯になりやすいので，熱いスープストックを使い吸水を早め，蒸し煮期を長くする。

炒飯には粘りの少ない硬めに炊いた飯や冷めた飯を使用し，飯の7～10％のラードまたは植物油で，高温で粘りを出さないように炒める。

4）もち米の調理

もち米のでんぷんはアミノペクチンからなり，膨潤しやすく，粘りが強く，老化しにくい特徴をもつ。一般的に蒸し加熱をおこない**こわ飯**を作る。こわ飯のできあがり重量はもち米の1.6～1.9倍であり，蒸発水を加えた加水量はこめの0.7～1.0倍となる。その上，もち米の吸水量は2時間で約32％と多く，炊飯ではこめが水面より上になり加熱むらが生じるので，蒸し加熱がおこなわれる（図5-4）。でんぷんは30％以上の水分があれば，加熱により糊化するが，浸漬時の吸水量だけでは硬いため，途中に2～3回振り水（打ち水）をする。

炊きおこわ飯の場合，もち米にうるち米を約40％混ぜ，加水量をこめ重量の1.2倍程度にし炊飯する。

5）米粉の調理

うるち米の粉は上新粉，もち米の粉は白玉粉（寒晒し粉），道明寺粉，みじん粉などがある。道明寺粉は蒸したもち米を乾燥後，粗く挽いたものであり，みじん粉は蒸したもち米を乾燥もしくは炒った後，細かく挽いたものをいう。これらは主に和菓子の材料として使用される。また，米粉は麺状にしてビーフン，フォーとして，板状にしてライスペーパーとしても利用されている。

① 上新粉

うるち米を洗い乾燥させた後，少量の水を加えて粉砕し製粉したもので，粒度の細かい方が吸水性は大きい。上新粉は水でこねても粘りがでずまとめにくい。だんごを成形する際，粉重量の0.9～1.1倍の熱湯でこねると米でんぷんの一部が糊化してまとまりやすくなる。生地をまとめ，熱が通るように平らにし，約20分蒸し，再びこねて粘りをだす。

② 白玉粉

もち米を水に浸漬し，石うすやグラインダーなどで水びきした乳濁液を圧搾，乾燥，粉砕したものである。だんごを成形する際，白玉粉は粗い塊状になっており，80～90％の水を加え，かたまりをつぶし均一に吸水させた後こね，耳たぶくらいの硬さにし，成形，沸騰水中でゆで冷水にとる。また，蒸しだんごやもち菓子にも使用する。

③ だんご

米粉の粒度が細かいほど，吸水率は高くなり，軟らかいだんごになる。また，だんご生地はこね回数が多いほど軟らかくなめらかになる。砂糖の添加はだんごの老化を遅らせる。上新粉に白玉粉を混ぜるとだんごは軟らかさを増し，口ざわりもなめらかになる。片栗粉の添加は硬さを増し，歯切れをよくする。

（2）こむぎ

1）小麦粉とその種類

小麦粉はイネ科の植物であるこむぎを製粉したものである。現在，日本で利用されているこむぎは，約90％がアメリカ，カナダ，オーストラリアなどから輸入されている。国産の小麦粉は地粉ともいわれ，うどんなどに使用されている。小麦粒は外皮約16％，胚芽約2％，胚乳約82％で構成されており，粒溝に外皮が入り込み強靭で，胚乳はもろく砕けやすいので製粉して使う（図5-6）。

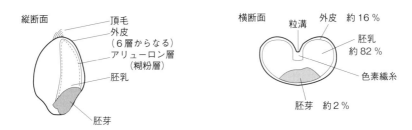

図5-6　小麦粒の断面構造
（長尾精一編，『シリーズ〈食品の科学〉小麦の科学』，朝倉書店（1995）p.38）

小麦粉は製粉工程から灰分含有量によって，1等粉（0.3～0.4％），2等粉（約0.5％），3等粉（約1％），末粉（2～3％）と分けられる。家庭用は1等粉が多い。

小麦粉はたんぱく質含量によって用途が異なり，**強力粉**はパンやパイ，**中力粉**はうどん，**薄力粉**は菓子類，天ぷら衣などに使用される。デュラム粉はパスタ類に使用される（表5-3）。

2）小麦粉の成分

小麦粉の主成分は炭水化物で約75％を占める。その大部分はでんぷんであるが，食物繊維も2％程度含まれる。たんぱく質は約8～12％含まれている。たんぱく質の85～90％は**グルテニン**と**グリアジン**で構成されており，たんぱく質含有量の違いが小麦粉の調理性に影響している。他に脂質が2％程度，水分が14％程度含まれている。

表5-3　小麦粉の分類と用途

分　類	たんぱく質含量（%）*	グルテンの質	粒　度	主な用途
強　力　粉	12％前後 11.5～13.5	強靭	粗い	食パン，菓子パン，麩，パイ
準　強　力　粉	11％前後 10.5～11.5	強	やや粗い	中華麺，菓子パン，皮類
中　力　粉	9.0～10.5	軟	やや細かい	うどん，そうめん
薄　力　粉	7.5～8.8	軟弱	細かい	ケーキ，クッキー，天ぷらの衣，一般料理
デュラム粉	11.5～12.5％	柔軟	極めて粗い	マカロニ，スパゲティー

3）小麦粉の調理性

① グルテンの形成

小麦粉に水を加えてこねると弾性をもつグルテニンと粘性をもつグリアジンが約2倍量の水分を吸って，網目構造のグルテンを形成する。**グルテン**は粘弾性，伸展性，保形性（可塑性）をもち幅広く料理に利用できる。加熱するとグルテンは変性し，小麦粉中のでんぷんは糊化して粘りを与える。この変性温度は70℃位である（図5-7）。

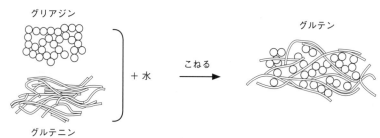

図5-7　グルテン形成の模式図

a. 小麦粉の種類：たんぱく質量の多い強力粉は長時間混捏するほどグルテンの形成がよく，粘弾性，伸展性が増す。強力粉はパンなどに使用する。またグルテンの影響を抑える料理には薄力粉を用いる。

b. 加水量と水温：加水量が多くなるほどグルテンの形成は弱くなる。水温30℃前後はグルテンが形成されやすく70℃以上になるとたんぱく質が熱変性して，でんぷんが糊化するため生地が硬くなる。グルテンの形成を抑えるため天ぷら衣などは冷水を使用する。

c. 混捏とねかし：小麦粉に加水し，生地をまとめ，よく混捏することは，グルテンの形成を促進し，粘弾性，伸展性を増加させる。ねかしはグルテン形成の促進と均一化のためにおこなう。また，ねかし中に小麦粉中のプロテアーゼがグルテンの構造を緩和させ，伸展度が増すため成形が容易になる。

d. 添加材料の種類と役割：食塩はグルテンの網目構造を緻密にし粘弾性や伸展性を増し，引きしまったコシのある生地にする。特にグリアジンの粘性を増大させるため，めん類には1～1.5％の食塩を加える。また，天ぷら衣やケーキ類などはグルテンの形成は望ましくないので食塩の添加はしない。

砂糖は親水性が高く，生地中の水分を奪い，グルテン形成を阻害するため生地の粘弾性が低下する。砂糖の添加によってクッキーでは歯もろい食感になり，膨化性が増す。また，つや，焼き色をつける役割をもつ。

油脂は疎水性であるためたんぱく質と水の接触を妨げ，グルテンの形成を阻害する。そして生地を滑らかにし，伸展性をよくする。油脂の多いクッキーなどはグルテンの形成が阻害され，歯もろい食感になる。卵，特に卵黄中のレシチンは強い乳化力をもつので，生地中の材料を均一に分散させ膨化性が増す。牛乳は成分として脂質を含み，生地になめら

かさと安定性を与え，スポンジケーキなどへの添加では焼き色および風味をよくする。

　中華めんを製造する場合，**かん水**[*1]を添加することが多い。かん水はアルカリ性で，グルテニンの伸展性を増加させ，めんに独特の食感を与える。また中華めんが黄色なのは小麦粉に含まれるフラボノイド系色素がアルカリ性のかん水の影響で変化するためである。

②　小麦粉生地

　小麦粉に水を入れこねたものを小麦粉生地という。小麦粉に 50～60 ％の水を加えた硬い生地を**ドウ**，100～400 ％加えた流動性のある生地を**バッター**という。ドウとバッターの中間的な状態を**ペースト**いい，シューの生地などがあげられる。小麦粉生地は副材料として卵，砂糖，牛乳などを用いることが多い。その場合，水を 1 として換水値を使用し配合すると，目的に応じた硬さの生地をつくることができる（表5-4）。

表 5-4　生地調整時の換水値

材　料	水分含有率（%）	換水値	
		(20℃)	(30℃)
水	100.0	100	
牛　乳	88.6	90	
卵	74.7	83～85	80
バター	16.3	80	70
砂　糖	0.8	33～40	40

（新野ほか、家政誌，8，253（1957）.
島田，家政誌，8，163（1957）.）

③　膨化調理

　a．化学的膨化：**ベーキングパウダー**[*2]や**重曹**（炭酸水素ナトリウム）は炭酸ガスによって生地を膨化させる。重曹は生地がアルカリ性になるため黄色になり，使用量によっては苦味を生じる。ベーキングパウダーは重曹に酸性剤（ガス発生促進剤）と緩衝剤（でんぷん）を加え，加熱により中和反応を起こし，炭酸ガスを発生させる。生地の色に変化は生じない。

重曹

$$2\,NaHCO_3 \xrightarrow{\text{水＋加熱}} Na_2CO_3 \;+\; H_2O \;+\; CO_2\uparrow$$

炭酸水素ナトリウム　　　　　　　　炭酸ナトリウム　　　　　　　炭酸ガス

---

　*1　元来は天然のものを用いたが，現在では食品添加物として中華そばの製造用のアルカリ性剤をいい，炭酸カリウム，炭酸ナトリウム，炭酸水素カリウム，リン酸ナトリウム，リン酸カリウムの混合物である。

　*2　膨化剤の一種であり，重曹の欠点を補うためリン酸一カルシウム，リン酸二水素カルシウム，酒石酸カリウムなどと反応を調整する緩衝剤としてでんぷんなどを添加したものである。

ベーキングパウダー

$$\text{NaHCO}_3 + \text{HX} \xrightarrow{\text{水＋加熱}} \text{NaX} + \text{H}_2\text{O} + \text{CO}_2 \uparrow$$

炭酸水素ナトリウム　　酸化剤　　　　　　　　　中性塩　　　　　　炭酸ガス

b．生物的膨化：酵母（イースト菌）がアルコール発酵することよって発生する炭酸ガスで生地を膨化させる。酵母の最適発酵条件は 28〜30℃，湿度約 75％である。パン製造時などの発生するガスを逃がさないようにするため，グルテン膜ができる強力粉に用いる。

$$\text{C}_6\text{H}_{12}\text{O}_6 \longrightarrow 2\text{C}_2\text{H}_5\text{OH} + 2\text{CO}_2 \uparrow$$

グルコース　　　　　　エチルアルコール　　炭酸ガス
（ブドウ糖）

c．気泡による膨化：卵白泡，全卵泡，やまいもをこまかく磨砕し撹拌したものに小麦粉を加え，泡を壊さないように混ぜて加熱すると，ふわりとした食感のスポンジ状に膨化する。この膨化を使用したものはスポンジケーキ，かるかん*などである。内部からの膨圧は低いので，薄力粉を使用する。

d．蒸気圧による膨化：生地の中に含まれる空気の熱膨張と加熱時発生にする水蒸気圧を利用して生地を膨化させる。これを利用したものとして，シュー生地や層状に膨化したパイがあげられる。シュー生地は，水とバターを加熱し小麦粉を加えてペースト状にしたところで，火から下ろし，生地を 65℃に冷ましたら卵を加えよく混ぜ均一する。適量の大きさにし，霧を吹いてから 200℃の高温で焼成する。外側が固まりかけたとき，内部から蒸気が発生し生地が膨脹するため独特な形となる。パイ生地は小麦粉と水を混ぜたドウを作り，そこに脂肪を折り込んで何層にもして焼きあげる。高温加熱によって，ドウの間に含まれる空気が熱膨張し，同時に発生する水蒸気圧で生地が層状に浮き上がる。油脂は加熱中に生地に浸透し，冷めれば固まるので，サクサクとした食感となる。

④　非膨化調理

a．ル　ウ：ルウは小麦粉をバターなどの油脂で炒めたもので，最終温度による着色の違いにより，白色ルウ（ホワイトルウ：120〜130℃）淡黄色ルウ（ブロンドルウ：140〜150℃）褐色ルウ（ブラウンルウ：180〜190℃）に分類される。炒めたルウは牛乳やブイヨンでのばして加熱し，スープやソースにする。ルウの使用により液体にとろみがつき，炒めた小麦粉の風味が加わる。加熱によりグルテンは変性しているため，主にでんぷんの糊化によって粘度が生じる。褐色ルウになると小麦粉を炒める温度が高いため，でんぷん粒の一部がデキストリン化して，粘度が弱くなる（図 5-8）。

---

*　鹿児島県名物の蒸し菓子で，すりおろしたやまいも，うるち米粉，砂糖を混ぜ合わせ，蒸しあげたものである。仕上がりがふわりと軽いことからこの名前がついたといわれている。

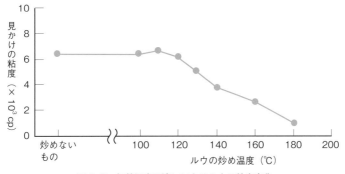

図 5-8　加熱温度の違いによるルウの粘度変化
（大澤ほか，家政誌，24, 361（1973））

炒めることせずに小麦粉と油脂を練り合わせたものをブールマニエといい，ソースの濃度調整に用いる。

ｂ．天ぷら衣：天ぷら衣は，ふるった薄力粉と 1.5〜2 倍の低温の卵水を手早くさっと混ぜて，揚げる直前につくることが大切である。食材に衣をつけて高温の油で揚げると，衣の水分が急速に蒸発し油と交代が起こり，衣は軽いサクサクとした食感になる。

生でんぷんは粘りをもたずサラサラしているのに対して，グルテンは生で粘りがあるため，てんぷら衣が材料にからむためにはグルテンが必要である。しかしグルテン量が多いと吸水性が高いため，油で揚げても水と油の交代が十分に起こらず，からりと揚がらない。そのため天ぷら衣の調整時はグルテンの形成を抑えるようにする。

ｃ．麺　類：麺類（うどん，中華麺，パスタ類など）や餃子の皮などはドウの粘弾性と伸展性を利用したものである。うどんには中力粉を用い，手打の場合は加水量約 50 ％，食塩 1.5〜2 ％添加し，グルテンの形成を促進し「こし」と呼ばれる独特の食感を作る。パスタ類はデュラム小麦，強力粉などを用いた歯ごたえのあるもので，バラエティーに富んだ形状をしている。パスタには食塩が入っていないため，ゆで汁に約 1 ％の食塩を加えゆでる。麺類はゆでたのち，時間の経過とともに食味が低下するので供食の時間を考慮しゆでる。

（3）その他穀類

雑穀にはイネ科のおおむぎ，ライ麦，エン麦，あわ，きび，ひえ，とうもろこし，ダテ科のそば，ヒユ科のアマランサスなどがあり，近年は健康志向にともなって注目を集めている。

1）おおむぎ，ライ麦

おおむぎは押し麦などに加工されて，こめに 10〜20 ％配合し炊く。吸水量が高いので加水量を 5 ％多くし，炊く直前に加える。粘りがないためパサパサな食感となる。「麦とろ」としてとろろ汁をかけて食べることも多い。ライ麦はパンに加工されるが，グルテンを形成しないため，乳酸発酵をおこない，pH を下げてたんぱく質の粘弾性を上げて作る。そのため酸味のある，重いパンとなる。

2）あわ・きび・ひえ

古来よりあわ，きびは五穀に数えられる重要な穀物あり，縄文時代から栽培されていた。あわ，きびはうるち種ともち種があり，うるち種は米と混炊し，もち種はあわもち，あわおこし，きびだんごに利用される。ひえは冷害に強く，貯蔵性もよいので，救荒作物として重要視されてきた。こめと混ぜて炊いて利用される。

3）とうもろこし

とうもろこしはこめ，こむぎとともに世界三大穀物である。とうもろこし粉はコーンミール*，コーングリッツ*，コーンフレーク，スナック菓子，シリアル，ケーキミックスなどに使用されている。でんぷんはコーンスターチなどに加工されている。

4）そ　ば

そばは播種後20日ぐらいで開花，60〜70日で成熟する短期作物である。外皮は厚く，胚芽が胚乳の中に入り込んでいるので，そば子実を粉にするとき，すべてを挽く。そのため酵素も含まれるので変質しやすい。そば粉の主成分はでんぷんで，たんぱく質はリジンが多く良質であるが，グルテン形成作用はないので湯ごねにするか，つなぎに小麦粉，卵，やまいもなどを用いてそば切り（そば）にする。二八そばはそば粉：小麦粉を8：2の割合で作ったものである。特徴的な成分として，そばにはルチンが含まれる。ルチンは熱に安定で，毛細血管を丈夫にし，動脈硬化の予防が期待される。

5）アマランサス

紀元前からアンデス南部で栽培されていたもので，近年日本でも流通している。種子は1〜1.5 mmの扁平レンズ状である。成分はたんぱく質約12 %，鉄，カルシウム，食物繊維を多く含む。もち種は炊くと粘りがでて他の材料となじみやすく，飯と混ぜて炊いたり，粉にしてパン，めん，菓子類に用いられる。

5-1-2　副材料の調理

（1）野菜類

1）野菜の種類

野菜類は「日本食品標準成分表2020年版（八訂）」に401食品が表示されており，流通している野菜はさらに多い。野菜は食用にする部位によって葉菜類（ほうれんそう，はくさいなど），根菜類（だいこん，にんじんなど），茎菜類（ねぎ，うどなど），果菜類（きゅうり，なすなど），花菜類（ブロッコリー，カリフラワーなど）にわけられる。また，緑黄色野菜とその他野菜（淡色野菜）にわけられる。**緑黄色野菜**とは可食部100 g中にカロテンを600 μg以上含む野菜，またそれ以下の値でも摂取量および使用頻度が多いトマトなどの野菜である。

---

*　コーンミールはとうもろこしを粗びきにした粉であり，胚乳のみをひき割りにしたものがコーングリッツである。

2）野菜の成分

　成分では水分が85～95％と多く，エネルギーは少ないものが多い。ビタミン類ではビタミンC，緑黄色野菜ではプロビタミンAのカロテンが多く，ミネラルでは，カリウム，カルシウム，リン，鉄などを含む。食物繊維の供給源であり，抗酸化物質のポリフェノールなどの食品機能成分も含まれる。

A　色　素（表5-5）

a．クロロフィル：野菜に含まれる緑色の色素がクロロフィルである。クロロフィルは植物の葉緑体に含まれる脂溶性色素で，加熱やpHの影響を受ける。長時間加熱したり酸性下におくと，フェオフィチンに変化し黄褐色となる。きゅうりのピクルスの色が鮮明でないのはこのためである。アルカリ性下におくと，クロロフィリンに変化し鮮緑色を呈する。山菜をゆでる際，アクぬきのため重そうを加えてゆでると，鮮やかな緑色を呈するのはこの変化である。

　葉菜類をゆでるとき沸騰水に入れると，鮮やかな緑色になるのは酵素であるクロロフィラーゼが活性化，クロロフィルの一部が分解し，クロロフィリドになるためである（図5-9）。

表5-5　野菜に含まれる色素

色素の種類	主な色素名と含有食品名		pHによる呈色	特　徴
クロロフィル （青緑～黄緑色）	クロロフィルa クロロフィルb	緑黄色野菜 （クロロフィルaとbの割合は3：1）	酸性：黄褐色 アルカリ性：鮮やかな緑色	①長時間加熱では褐色，短時間加熱では鮮やかな緑色 ②Fe・Cuイオンと結合すると，緑色は安定する
カロテノイド／カロテン （橙赤色）	α-カロテン β-カロテン γ-カロテン リコピン	かぼちゃ，にんじん かぼちゃ，緑黄色野菜 にんじん トマト，すいか	脂溶性 変化なし	①クロロフィルと共存するものが多い ②カロテノイド色素のうち，ビタミンA効力が強いものはβ-カロテンである ③かに，えびに含まれるアスタキサンチンもカロテノイドの一種である
カロテノイド／キサントフィル （黄～赤色）	クリプトキサンチン ルティン ビオラキサンチン クロセチン	かぼちゃ，卵黄 とうもろこし とうもろこし サフラン，くちなし		
ポリフェノール／フラボノイド （無・黄色）	ケルセチン ルチン アピイン	たまねぎの外皮 トマト，そば パセリの葉	水溶性 酸性：白色 アルカリ性：黄・褐色	金属イオンと錯塩を作り，Feイオンでは青・緑色，Alイオンでは黄色を呈する
ポリフェノール／アントシアニン （赤・青・紫色）	ナスニン シアニン シソニン クリサンテミン	なす 赤かぶ 赤じそ 黒まめの皮	酸性：鮮やかな赤色 アルカリ性：青色・緑色	Al・Feイオンで安定した錯塩を作り，黒・紫色を呈する

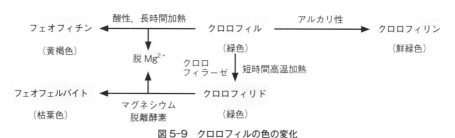

フェオフィチン（黄褐色） ←（酸性，長時間加熱）― クロロフィル（緑色） ―（アルカリ性）→ クロロフィリン（鮮緑色）

脱Mg²⁺

クロロフィラーゼ・短時間高温加熱

フェオフェルバイト（枯葉色） ←（マグネシウム脱離酵素）― クロロフィリド（緑色）

図5-9　クロロフィルの色の変化

（柳沢幸江・柴田圭子編，『調理学』，アイ・ケイ・コーポレーション（2020））

b．カロテノイド：トマト，かぼちゃ，にんじんなどに含まれ赤色，橙色，黄色を呈する色素である。緑黄色野菜の葉緑体にクロロフィルと共に存在する。熱やpHの変化には安定で，通常の調理において色の変化はない。

　カロテンやクリプトキサンチンは，体内でビタミンAに変わるためプロビタミンAと呼ばれ，栄養成分としても重要である。脂溶性色素であるため，炒め物や揚げ物にすると体内への吸収がよい。

c．ポリフェノール：ポリフェノールとは基本的に水酸基が2つ以上結合したベンゼン環を構造中にもつものの総称で，その種類は5000以上ありほとんどの植物に含有されている。ポリフェノールは構造からモノマーとオリゴマー・ポリマーに分類される。フラボノイド（狭義）とアントシアニンはモノマーの中に分類される。

　なす，ごぼう，れんこんにはクロロゲン酸などのポリフェノールとポリフェノールオキシターゼが含まれ，切断などで細胞が破壊されると，酸素に触れて酸化し褐変を引き起こす（図5-10）。

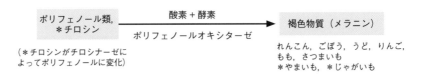

図5-10　褐変変化

　褐変の防止には基質，酵素，酸素のうちいずれかを除けばよく，次のような方法がある。
- ・水につける（酸素の遮断，基質および酵素を水に溶かす）
- ・酢水につける（pHを下げて，酵素の働きを抑制する）
- ・食塩水につける（酵素の働きを阻害する）
- ・加熱する（酵素を失活させる）
- ・レモン汁をかける（還元剤添加による酸化防止，pHを下げて，酵素の働きを抑制する）

d．フラボノイド（狭義）：カリフラワーやたまねぎなどの淡色野菜に含まれる色素で，無色または淡い黄色を呈する。酸性液中では白，アルカリ性液中では黄色になる。カリフラワーやれんこんをゆでる時，酸を加えるのは白く歯ざわりよく仕上げるためである。重曹を使用した蒸しパン，かん水を使用した中華麺が黄色を呈するのも，小麦粉中のフラボノイドがアルカリ性になり，黄変するためである。フラボノイドは鉄イオンと反応するので，れんこんやごぼうなどの野菜を鋼の包丁で切ると褐色または緑色に変化することがある。

e．アントシアニン：なすやいちごなど赤色や紫色を呈する水溶性の色素である。アントシアニンは酸性液中で鮮やかな赤色を呈する。梅干しが赤色をしているのは赤しその含

まれるアントシアニン系色素であるシソニンが梅の酸によって赤くなるためである。また，甘酢漬けのしょうがも同じ理由である。中性では紫色から青色，アルカリ性では青色から緑色に変色する。

　アントシアニンはアルミニウムや鉄などの金属イオンとキレート化合物を生成し，色を安定化する。なすを漬物にする際，鮮やかな紫色に仕上げるためミョウバン（硫酸カリウムアルミニウム），黒豆を煮る場合に鮮やかな色にするため鉄鍋や鉄くぎを用いる。

B　ペクチン

　ペクチンは植物の細胞壁に多く含まれており，細胞と細胞を結着し植物の組織を支え，セミロースやヘミセルロースとともに組織に適当な硬さを与えている。

　ペクチンは植物の成熟度にともない，酵素作用によってプロトペクチンからペクチン，さらに分解されてペクチン酸に変化する。

3）野菜の調理

A　生食における変化

　生野菜の調理には野菜サラダ，千切りキャベツ，白髪だいこんなどパリッとした食感を楽しむものと，漬物や酢の物などしんなりとした食感のものがある。

　野菜の細胞内液の浸透圧は約 0.85 ％食塩溶液，10 ％ショ糖溶液，0.2 ％酢酸溶液の浸透圧とほぼ等しい。野菜の細胞膜は半透性であり，水は通すが食塩，砂糖などの溶質は通しにくい性質をもっている。

　野菜を水に浸すと，細胞膜を通して水が細胞内に移動するため，細胞が膨張した状態になり，野菜はパリッとした状態になる。千切りキャベツなどをパリッとさせるため水に浸すが，長時間の浸水は水溶性ビタミンの損失が大きくなるため 10 分以内にする。

　野菜を細胞内液の浸透圧より高い溶液に浸すと細胞内の水分は細胞膜から外に脱水され，原形質分離を起こし，野菜はしんなりする。そのため酢の物や和え物は独特の歯ごたえを生じ，また調味料を吸収し味がつきやすくなる。生野菜に調味料を加えると，脱水現象を起こし，水っぽくなるので，サラダ，酢の物，和え物は食べる直前に調味料を加える（図 5-11）。

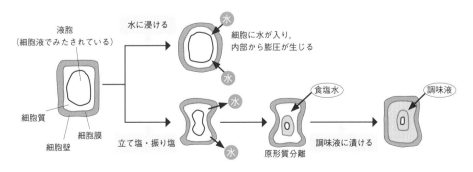

図 5-11　植物細胞の吸水と脱水

B　加熱変化

野菜は一般に組織が硬く，**アク**を含むものもあり，ゆでる，煮る，蒸す，炒める，揚げるなどの加熱調理がおこなわれる。加熱によりアクがぬけて軟化し，食べやすく，消化吸収もよくなる。短時間高温加熱の炒め物や揚げ物では，油の香ばしさを添加して風味を増すことができ，脂溶性ビタミンの吸収も助ける（表5-6）。

表5-6　野菜・果物のアク成分とその除去法

	食　品	アク成分	アクの除去法
苦味	ふき，くわい	カテキン，クロロゲン酸，サポニン	熱湯でゆで，水さらしをする
えぐ味	ほうれんそう，しゅんぎく	シュウ酸	
	わらび，ぜんまい	サイカイシン	木灰あるいは重曹を加えた熱湯でゆでる
	たけのこ	ホモゲンチジン酸 クロロゲン酸	こめのとぎ汁，こめぬかでゆでる
	だいこん	シュウ酸	こめのとぎ汁でゆでる
渋味	かき	シブオール	アルコールを噴霧し，密封放置し，シブオールを不溶性にする
	未熟な野菜・果物	タンニン	追熟する

　野菜が加熱すると軟らかくなるのは，細胞壁にあるペクチンが分解して細胞間の結着が弱まり，細胞全体が崩れるためである。野菜を中性，またはアルカリ性液中で加熱するとβ-脱離（トランスエリミネーション）によってペクチンが分解するが，弱酸性液中（pH 4付近）ではこの脱離が起こりにくくなる。酢水でれんこんを煮ると歯ごたえのある煮上がりになるのはこのためである。pH 3以下ではペクチンが加水分解されるため軟化する。またペクチンの分解は無機質イオンの影響を受ける。牛乳に含まれるカルシウムイオンやミョウバンに含まれるアルミニウムイオンはペクチンの分解を抑制するため，牛乳やミョウバンを加えた水で加熱したものは水のみで加熱したものより硬く仕上がる。そのため煮崩れ防止にミョウバンを使用することがある。ナトリウムイオンなどの1価の陽イオンはペクチンの分解を促進するため軟化しやすい。

　一方，60～70℃に予備加熱し，その後100℃まで温度を上げて煮ても軟化しないことがあり，これを硬化現象という。これはペクチンメチルエステラーゼが活性化し，ペクチンが低メトキシル（LM）ペクチンとなり，カルシウムイオン等と結合してβ-脱離が起きにくくなるためである（図5-12）。

　青菜をゆでる時は，たっぷり（8倍重量）の沸騰した湯で，ふたをしないで2分程ゆで速やかに冷水にとる。これは温度変化を少なくし，揮発性の酸が湯に溶け込むことを防ぐためである。そして冷水にとるのは色の変化を少なくするためである。

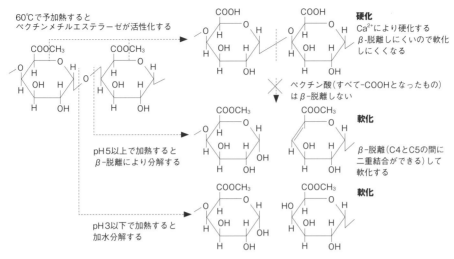

図5-12　加熱による野菜のペクチン質の分解
（柳沢幸江・柴田圭子編，『調理学』，アイ・ケイコーポレーション（2020））

C　調理による栄養成分の変化

　野菜はビタミンやミネラルの供給源である。しかし，水溶性ビタミンやミネラルはゆで汁や煮汁に溶出する。ゆで加熱の場合はゆで汁を利用しないので損失は大きい。一般にゆでる，煮るよりも炒める，揚げるなどの調理操作の方が短時間なので，栄養素の損失は少ない（表5-7）。

　生食する場合も細かく切る，おろし金でおろす，水に浸すなどの調理操作によって水溶性成分は損失する。ごぼうは前処理として酢水や水に浸漬することが多いが，浸漬により無機成分の損失も起こるため，長時間の浸漬は避ける（図5-13）。

　にんじん，きゅうりなどはビタミンCを分解する**アスコルビン酸オキシターゼ**を含む。にんじんとだいこんのもみじおろしでは，にんじんに含まれる酵素によりだいこんのビタミンCが壊されるため，食す直前に合わせる。

表5-7　各種調理によるビタミンCの損失（%）

野菜名	ゆでる	煮る	蒸す	炒める	揚げる	漬物
ほうれんそう	44	52		18		
きゃべつ	37	42		25		23
カリフラワー	35		12			
はくさい	43	53		26		60
きょうな	35			27		87
もやし	42	36		47		
ね　ぎ	48	37		21	4	
たまねぎ	34	33		23	30	
な　す	47			23		
かぼちゃ	29	37		17		
じゃがいも	15	45	12	30	10	
さつまいも	17	30	26	20	4	
れんこん	35	29		28		
だいこん	33	32		38		
か　ぶ	17	39		25		
にんじん	18	10		19		
さやえんどう	43	25		16		
さやいんげん	48			32		

（吉田企世子，『野菜と健康の科学』，日本施設園芸協会編，養賢堂（1994）p.61）

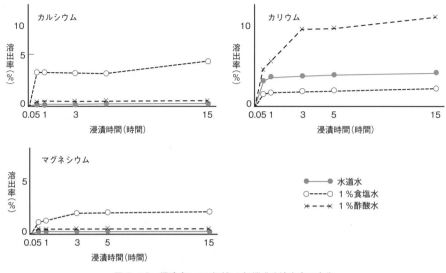

図 5-13　浸漬水へのごぼうの無機成分溶出率の変化
（千切りにしたごぼうを各液に浸漬し，浸漬水への溶出率（％）を示した）
（渋川祥子編著，『食べ物と健康－調理学－』，同文書院（2009）p.104）

（2）いも類

1）いも類の種類

　いも類にはじゃがいも，さつまいも，さといも，やまいも，こんにゃくいもなどがあり，じゃがいものように茎が肥大したもの（塊茎）とさつまいものように根が肥大したもの（塊根）がある。穀類に代わる食糧源として栽培されてきたが，水分が多いため穀類ほど長期間貯蔵できない。しかし，じゃがいもは低温（0〜8℃）で貯蔵することができ，年間を通しての供給が可能である。

2）いも類の成分

　いも類はでんぷんを主成分とした炭水化物が13〜30％，水分が70〜80％含まれているので，いもに含まれる水分ででんぷんを糊化することができる。また，いもに含まれているビタミンCは熱に強く，加熱による損失が少ない。これは細胞内のでんぷんの糊化によってビタミンCの溶出が防止されるためである。他に食物繊維やカリウムを多く含む。

3）いも類の調理

A　じゃがいも

　じゃがいもはさつまいもに比べて貯蔵性に優れている。また糖分や食物繊維が少なく，味が淡白であるため，利用範囲が広い。じゃがいもには**粉性**のものと粘性のものがある。粉性のものには男爵，農林1号などがあり，**粘性**のものにはメークインや紅丸などがある。粘性のものはでんぷん含有量が多く，糊化すると細胞内圧が高くなり，細胞が離れやすくなるため粉ふきいもやマッシュポテトに適し，粘性のものはでんぷん含有量が少ないため煮崩れしにくく煮物に適している。

　じゃがいもを加熱すると軟らかくなるのは，細胞壁にあるペクチンが分解して細胞間の

結着が弱まり，細胞単位で分離するからである。粉ふきいもは表面の細胞が細胞単位で分離したものであり，マッシュポテトはいも全体が細胞単位で分離したものである。

　加熱したいもを冷めてから裏ごしすると水っぽくなり，粘りがでてくる。これは冷めるとペクチンが流動性を失い，再び細胞間で結着し，細胞が分離しにくくなり，強い力で裏ごしすると細胞膜が破れ，糊化でんぷんが流出するためである。裏ごしは熱いうちに行う。また加熱の際，カルシウムイオンなどはペクチンの分解を抑制するため，クリームシチューなどで牛乳を使用する場合はじゃがいもを軟らかくしてから牛乳を加える。

　外皮の緑変部や芽には有毒なグリコアルカロイド（ソラニン）が含まれる。調理の際は芽や緑変した皮の部分を除く。また保存の際，日光に当てないよう暗所におくようにする。

　じゃがいもの切り口は空気に触れると褐変する。これはいもに含まれるチロシナーゼが活性化し，チロシンからメラニン色素が形成されるためである。切ったらすぐ，水に浸すことで褐変を防ぐことができる。

B　さつまいも

　さつまいもはじゃがいもに比べて水分が少なく，糖分や食物繊維，カロテンなどを多く含む。甘味が強いため，副食としても利用されるが菓子類の使用が多い。皮色は赤，赤紫，黄，白色，内部は黄，橙，紫などがある。

　さつまいもには糖化作用を持つ酵素の**β-アミラーゼ**が含まれており，貯蔵中や加熱するとでんぷんを分解しマルトース（麦芽糖）を生成する。酵素活性の適温は50～55℃であるが，70℃くらいまで酵素作用は続くので加熱方法によって甘味に差が生じる。電子レンジ加熱では短時間に加熱するため酵素の働く時間が短いため，甘味が弱い。蒸し加熱ではゆっくり温度が上昇するため，酵素が長時間作用し，糖量が増え甘味が強くなる。焼きいもの場合も長時間酵素が作用し，糖量が増えるとともに，加熱によって水分が蒸発し，甘味が強くなる。

　さつまいもを切ると切り口から樹脂配糖体の**ヤラピン**という乳白色の粘液がでる。水に不溶で空気に触れると黒くなり除きにくい。さつまいもはじゃがいもと同様に切り口が褐変する。これはさつまいもに含まれるクロロゲン酸などのポリフェノール物質にポリフェノールオキシターゼが作用してキノン体を生成するためである。褐色の防止として切ったらすぐ，空気に触れないよう水につける。ヤラピンや酵素はいもの表皮から繊管束までの間に多く存在するため，料理の色や味をよくするためには皮を厚めにむく。クロロゲン酸はアルカリ性下では緑色を呈する。さつまいもを重曹の入った天ぷら衣で揚げたり，蒸しパンの膨張剤に重曹を用いると，さつまいもの表面が緑色になるのはこの反応のためである。

　さつまいもを煮る際，0.5％くらいのミョウバンを使用すると，ミョウバンのAl^{3+}がフラボノイド系色素に作用し錯塩をつくり，きれいな色になる。またAl^{3+}と結合して細部壁のペクチンが不溶化しにくくなるため煮崩れにくくなる。きんとんなどはきれいな黄

色に仕上げるためにくちなしの実を用いる。

　スィートポテトやきんとんのように裏ごししたりマッシュするときは，じゃがいもと同様に熱いときに行う。

C　さといも

　さといもは品種が多く，親いもを食するえびいも，八つ頭，京いも，子いもを食する石川早生，土垂がある。また両方を食するものにセレベス，赤芽がある。親いもは粘性が少なく粉質で煮物に適する。子いもは軟らかく，粘性が高いのでゆでたり，衣かつぎにする。えぐ味の少ない唐いもや八つ頭の葉柄はずいきとして，生や乾燥させて，酢の物，煮物にする。

　さといもは特有のぬめりをもつ。これは**ガラクラン**などの糖たんぱく質であり，ふきこぼれや，調味料の浸透を妨げる原因となっている。ふきこぼれを防止するには一度ゆでこぼした後水洗いし粘質物をとり再加熱する，加熱前に塩もみにして表面の粘質物を除くなどの方法がある。

　皮をむくとき，手がかゆくなるのは針状のシュウ酸カルシウムが皮膚を刺激するためである。手に塩や酢をつけてむく，加熱後に皮をむくことでかゆみを避けることができる。

D　やまいも

　やまいもはやまのいも（薯蕷），だいじょ（大薯），じねんじょ（自然薯）の3種の総称である。やまのいもは一般に多く栽培されているもので，長いも，いちょういも，大和いも，伊勢いもなどがこの品種群に含まれる。つるの葉腋に実のようなものはむかごとよばれ，ゆでたり，むかご飯にして食べられる。

　やまいもの粘質物はマンナンにたんぱく質やフィチン酸が結合した糖たんぱく質であり，生ですりおろすと粘性，曳糸性をもつ。いも類では珍しく生食できるので，とろろ汁として食するが，調理の際，80℃以上になると粘性を失うので，だし汁は冷ましてから混合する。やまいもが生食できる理由はアミラーゼが多いことが推測されてきたが，近年，否定的な見方が多い。粘質物には起泡性があり，じょうよまんじゅうの皮やかるかんなどの和菓子の膨化に使用される。またつなぎとしてそばに用いられることもある。

　やまいもにはチロシンが含まれており，酸素にふれるとチロシナーゼにより褐変物質を生成するので，皮をむいたら水または酢水につけ褐変を防ぐようにする。やまいもはさといも同様に針状のシュウ酸カルシウムを含むため，手がかゆくなることがある。

（3）果物類

1）果物類の種類と構造

　果物は花の一部が成長してできたものであり，どの部分が成長したかによって分類され，堅果類を除く果実類と，野菜類の一部が含まれる。

2）果物類の成分

　一般的に果物は，水分が85〜90％と多く，グルコース（ブドウ糖），フルクトース（果

糖），スクロース（ショ糖）などの糖質を含んでいるので甘い。たんぱく質，脂質は少ないが，例外的にアボカドは約18％の脂質を含む。果物はビタミン，ミネラルの供給源となり，かんきつ類，いちご，かきなどはビタミンＣ，あんず，びわなどはビタミンＡを多く含む。ミネラルではカリウム，カルシウムが多く，マグネシウム，リン，鉄なども含む。

　また，食物繊維も多く含み，主成分はペクチンである，ほかにセルロース，ヘミセルロース，リグニンを含み，これらは調理性に関与している。

　パインアップルやパパイヤ，キウイフルーツ，いちじくはたんぱく質分解酵素（プロテアーゼ）を含む。りんごやバナナなどはポリフェノールオキシターゼが含まれ，褐変が起きるので注意が必要である。

3）果物類の調理

A 生 食

　生食は果物の食感，甘味，酸味，香りなど本来の持ち味をいかす食べ方として適している。果物によって糖類の量や構成比が違うが，果糖は低温で甘味を強く感じるため，果糖の多いりんご，なしなどは10℃前後に冷やして食べると甘味を強く感じる。果物はそのまま食べるほかにジュースやサラダに使用されるが，ジュースの場合，果物の組織を破壊することによりビタミンＣの酸化や，ポリフェノールオキシダーゼのため褐変が起こり果物の色が悪くなるので，食塩やレモン汁を加え防止する。

　果物は特有の香りを持つ。主要成分はエステル類，アルコール類，アルデヒド類であり，レモン，ゆず，すだちなどのかんきつ類はリモネンを含み，魚や肉の臭み消し，香りづけ，椀物の吸い口に使用される。

B 加熱調理

　果物の加熱調理にはコンポートやジャムなどがあり，加熱することでテクスチャーが変化し，砂糖の添加で酸味がやわらぎ，果物の風味が引き立つ，ほかに焼菓子などに利用される。

　ジャムは果物に含まれるペクチンのうち，高メトキシル（HM）ペクチンのゲル形成能を利用したものであり，HM ペクチンを含む適熟果物を使用することが必要である。未熟果ではプロトペクチン，過熟果ではペクチン酸が含まれどちらもゲル形成能はない。ゲル化は HM ペクチン 1 ％，糖度 60～65 ％，pH 2.8～3.2 の条件下でおこる。

　たんぱく質分解酵素を持つパインアップルやキウイフルーツなどは，ゼラチンゼリーに使用する際はあらかじめ加熱し，酵素を失活させ用いる（5-4　成分抽出素材の調理性 参照）。

（4）きのこ類

1）きのこ類の種類

　きのことは担子菌および子のう菌が形成する子実体の中で，肉眼で見ることができる大型の子実体をいい，その種類は多い。秋の味覚の代表的なものであったが，現在は人工

栽培が主流を占め，しいたけ，しめじ，えのきたけ，なめこ，まいたけ，エリンギ，マッシュルームなど1年中流通しているものも多い。まつたけ，トリュフなどは人工栽培ができないため高価である。

2）きのこ類の成分

きのこの成分は水分が多く約90％，たんぱく質2〜3％で，脂質をほとんど含まないためエネルギーは低い。ビタミンB_1・B_2，ナイアシンが多くビタミンB群の供給源である。プロビタミンDも多く，これは紫外線照射によりビタミンDに変換されるため，天日乾燥したきのこに多い。食物繊維も多く含まれる。

うま味成分として核酸の5'-グアニル酸，遊離アミノ酸のアラニン，グルタミン酸などを含み，糖や有機酸も関与しきのこ特有のうま味を呈している。

きのこは特有の香りをもつものも多く，代表的なものにまつたけに含まれるマツタケオール，乾しいたけのレンチオニンがあげられる。

3）きのこ類の調理

マッシュルームを生食することがあるが，変色しやすいので，切り口にレモン汁などをかけて白色を保つようにする。

きのこ特有の香りを味わうには直火焼きが最適であり，まつたけ，しいたけなどが用いられる。味やテクスチャーを味わうには，汁物，鍋物，炊き込みご飯，煮物，炒め物，揚げ物など多くの料理があり用途は広い。

しいたけは生と乾燥物がある。しいたけは干す際に，グアニル酸を生成する酵素（ヌクレアーゼ）や香りの成分となるレンチオニンを生成する酵素が働くため，旨味が増し生とは異なった味，テクスチャーになる。乾しいたけは戻す方法によって旨味，苦味，色，テクスチャーが異なるものになる。浸漬する水温が40℃以上になると膨潤度が低く，浸漬時間が長くなると苦みをもつ遊離アミノ酸が増加するため，5℃程度の低温で5〜10時間浸漬させるとよいと考えられる。旨味成分の多い煮物を作るには，酵素の働きを考え水から火をかけ，50〜70℃の温度域を5℃／分前後で温度上昇していくことが望ましい。

（5）海藻類

1）海藻類の種類

日本近海には1200種余の海藻が自生しており，食用とされるものは緑藻類，褐藻類，紅藻類，藍藻類である。

2）海藻類の成分

海藻類の成分では水分が90％と多く，乾燥品は3〜15％である。水分を除くと炭水化物がもっとも多く，難消化性のアルギン酸，フコイダンなどは食物繊維の供給源となる。他にたんぱく質，カルシウム，カリウム，鉄，ヨウ素などのミネラル，ビタミンC・B群，カロテンを含む。うま味成分はグルタミン酸ナトリウム，アスパラギン酸，グアニル酸が多く含まれている。

すべての藻類にクロロフィルとカロテノイドが含まれる。紅藻類と藍藻類には，色素成分とたんぱく質が結合した水溶性色素たんぱく質のフィコエスリン（赤色）およびフィコシアン（青色）が含まれる。

藻類は特殊な香りをもつものがある。あおのりはジメチルサルファイドであり，褐藻類ではテルペン系，紅藻類や緑藻類は含硫化合物系の香り強い。

3）海藻の調理

A　こんぶ

こんぶはだし用，煮物用，加工用に大別される。だし用には真昆布，羅臼昆布，利尻昆布が適し，煮物用には日高昆布，長昆布が適す。昆布の表面についてる白い粉はマンニットで甘味を呈する。したがって昆布を洗うとこの甘味成分が流出する。こんぶを使用する際は，かたく絞ったふきんで昆布の表面をふき，水につける。加熱抽出するときは，沸騰直前で昆布を取り出し粘度，昆布臭が強くなり過ぎないようにする。こんぶだしの主な旨味成分はグルタミン酸ナトリウムである。

こんぶを煮る際は，有機酸や食塩を加えると昆布の軟化を促進させる。これらは細胞壁のアルギニン酸の遊離の重合度の低下などにより細胞壁の構造が粗になるからである。

B　わかめ

生わかめ，塩蔵わかめ，乾燥わかめ（素干し，灰干し）などが流通している。塩蔵わかめは塩を洗い，10分ほど水につける。戻すと約2倍重量になる。素干しは10分ほど水につけると約14倍重量になる。酢の物，煮物，汁物，サラダに用いられる。食酢の使用により歯ごたえが増すのはアルギン酸の関与があるためと考えられている。

C　ひじき

生ひじき，乾燥ひじきなどが流通している。乾燥品は水で20～30分戻し，重量は約5倍となる。カルシウム，鉄，食物繊維を多く含み，炒め煮，サラダ，下味をつけて和え物，味付け飯に用いられる。

D　あまのり

あまのりを乾燥させ，焼きのり，味付けのりがつくられる。高級品ほど色素のフィコエリスルン（紅色），フィコシアニン（青色）が多く，のりの黒色にはクロロフィルも関与する。のりは湿気を防ぐよう保存する。

E　ほかの海藻

てんぐさは寒天やところてん，すぎのりはカラギーナン，えごのりはおきゅうとの原料となる。

（6）豆　　類

1）豆類の種類と構造

豆類は種実の子葉部で，未熟なものはさやとともに野菜として食べられるものもある。また発芽させた豆もやしなどもあるが，一般に豆類は完熟豆の乾燥させたものをさすこと

が多い。

　豆類は成分によってたんぱく質，脂質が多い豆類と炭水化物が多い豆類にわけられる（表5-8）。

表5-8　豆類の成分組成と分類

分　類	特　徴	種　類	調理・加工
完熟乾燥豆	たんぱく質と脂質が多い	だいず らっかせい*1	煮豆，うの花，納豆，みそ，きな粉，豆乳，豆腐，煎り豆，ピーナッツバター
	炭水化物とたんぱく質が多い	あずき，ささげ，いんげんまめ，えんどう，そらまめ，りょくとう	煮豆，甘納豆，フライビーンズ，練りあん
未熟新鮮豆*2	無機質やビタミンCが多い	枝豆 （だいずの未熟豆） グリンピース （えんどうの未熟豆）	塩ゆで，煮物，揚げ物，ポタージュスープ

＊1　「日本食品標準成分表2020（八訂）」では種実類に分類される
＊2　「日本食品標準成分表2020（八訂）」では野菜類に分類される

2）豆類の成分

　豆類のたんぱく質は20〜36％で，大部分がグロブリンである。脂質はリノール酸が多く，ビタミンB_1，ビタミンB_2，カルシウムなどの供給源となっている。

　大豆は抗酸化性を有し，生体内の過酸化脂質の生成を防ぐサポニン，女性ホルモンと似た作用を持つイソフラボンなどが含まれ注目されている。

3）豆類の調理

A　豆類の吸水

　豆類は水分15％程度の乾物であるため，調理の際は5〜8時間水に浸漬させて約2倍になるまで吸水させた後，加熱調理する。吸水速度，吸水量は豆の種類，品種，貯蔵条件，浸漬させる水温などの条件によって異なる。だいずやいんげん豆，ささげは皮の表皮全体から吸水し，水漬後5〜7時間は吸水が速やかで，その後は緩慢になる。あずきは表皮が強い強靭で種瘤から少しずつ吸水するため，時間がかかる。したがって，子葉が先に膨潤して胴割れを起こし，でんぷんが流出しやすい。そのため浸漬せず煮ることが多い（図5-14）。

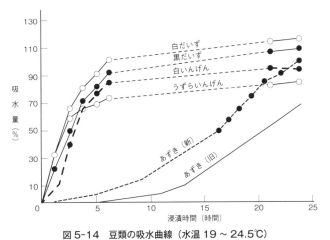

図 5-14　豆類の吸水曲線（水温 19 ～ 24.5℃）
（松元文子，吉松藤子，『三訂　調理実験』，柴田書店（1975）p.134）

B　煮　豆

　水で浸漬させた豆を軟らかくなるまで加熱する。だいずはサポニンの起泡性のため，ふきこぼれに注意する。あずきやいんげん豆は，タンニンなどの不味成分を除くため，沸騰後にゆで水を取り換える。これを**渋きり**という。長時間加熱の場合は，差し水との温度差によって皮の剥離や胴割れが起こるので，差し水は熱湯を用いる。あんなど胴割れを気にするがない場合は冷水を加え，豆の軟化を促進させる，これをびっくり水という。

　豆が十分軟らかくなったのち，調味料を加える。加える砂糖の多い場合は，豆と煮汁との浸透圧の差を大きくしないために 2 ～ 3 回に分けて加える。

　だいずの場合は 0.5 ％程度の食塩水で加熱した方が軟化しやすい。これはだいずに含まれるたんぱく質（グリシニン）が塩溶液に溶解する性質によるものである。だいずや黒まめを煮る際，調味料を加えた液に浸漬させ，そのまま加熱することもある。また，重曹や圧力鍋を用いると調理時間を短縮することができる。

C　あ　ん

　あんはでんぷん含有量が多いあずき，いんげん豆などを用いる。種皮を含んでいるものを粒あん，種皮を除いたものをこしあんという。あずきは渋きりをし，びっくり水をしながら軟らかくなるまで加熱する。煮熟により細胞壁中のペクチンが可溶化して細胞単位で分離したものが生あん粒子である。生あん粒子は細胞膜に覆われ，中に糊化したでんぷんが充満している。たんぱく質はでんぷんを取り囲んだ状態で熱凝固しているため，でんぷんは流出しない。そのためあんは粘りがなく，適度にざらついた口触りをもつ。

　生あんに砂糖（生あんの 40 ～ 70 ％）と水を加え，練ったものが練りあんであり，生あんを乾燥させたものがさらしあんである。白あんは，白いんげんなどを原料にして作られる（図 5-15）。

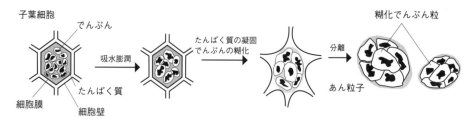

図5-15　あずきのまめがあん粒子になる過程とあずきの変化

まめの子葉細胞の中ではでんぷん粒子とたんぱく質粒子は別々に存在してるが，吸水し加熱されるとたんぱく質が十数個のでんぷん粒子を包み込んだ構造に変化し，あん粒子が形成される

（安原安代，柳沢幸江編，『調理学』，アイケイコーポレーション（2011）p.120）

D　だいず加工品

だいずをすり潰して加熱ろ過したろ液が**豆乳**であり，これに凝固剤を加えたものが**豆腐**である。凝固剤には塩化マグネシウム，硫酸カルシウム，グルコノデルタラクトンなどがあり，それを使用した豆腐には木綿豆腐，絹ごし豆腐，充填豆腐がある。

豆腐を90℃以上で長時間加熱すると**すだち現象**が起こる。これは過度の加熱によって大豆たんぱく質が再会合し，その結果ゲル内の水が押し出されて空洞化したもので，豆腐は硬くなり滑らかな食感が失われる。これを防ぐには0.5～1％の食塩，1％でんぷんをゆで水に加え加熱する。食塩中のナトリウムイオンは，たんぱく質の再会合を阻害する。

油揚げやがんもどきはなど油で揚げたものは熱湯をかけたり，熱湯を通したりして油抜きをする。油抜きによって油のにおいを除き，調味料が浸透しやすくなる。凍り豆腐は豆腐を急速凍結させて乾燥したもので，たんぱく質は凍結により変性している。調味液の中で煮ることで，煮くずれを防ぐ。

5-2　動物性食品の調理性

5-2-1　食肉類

食肉類は主として家畜，家禽の横紋筋とよばれる骨格筋であり，牛，豚，鶏の肉がもっとも多く供されている。食肉は種類によってはもちろんだが，その部位によっても調理法が異なる。これはたんぱく質や脂肪などの組織が異なるためである。そのため，肉質に適した調理法を選ぶことが必要である。

（1）成　分

1）食肉のたんぱく質

食肉たんぱく質は，**筋原線維たんぱく質**，**筋形質たんぱく質**，**肉基質たんぱく質**から構成されている。結合組織を形成している肉基質たんぱく質の割合が多いほど肉質が硬く，水溶性の筋形質たんぱく質が多くなると軟らかくなる。牛肉の肩，もも，すねは肉基質たんぱく質が多いため硬く，ヒレ，ロースなどは筋原線維たんぱく質が多く肉基質たんぱく

質が少ないため軟らかい。

表5-9　食肉のたんぱく質の性状

所　在	種　類	たんぱく質	性　質
筋線維	筋原線維たんぱく質	ミオシン，アクチン，アクトミオシン	① 繊維状，水に難溶 ② 35～40℃変性，60℃以上凝固
	筋形質たんぱく質	ミオゲン，グロブリン，ミオグロブリン	① 球状，水溶性 ② 55～65℃で凝固
結合組織	肉基質たんぱく質	コラーゲン，エラスチン	① 水に難溶 ② コラーゲンは，水を加えて長時間加熱すると可溶化する ③ エラスチンは，靭帯，血管壁に含まれ，加熱しても不溶

(森下敏子，『ニューライフ調理学』，建帛社（2004）)

2）食肉の脂肪

　食肉の脂肪酸組成と脂質の沈着状態は，肉の食感や風味に大きく影響する。脂肪が筋肉内部まで沈着している肉を霜降り肉といい，加熱すると軟らかい。動物性脂肪は飽和脂肪酸が多いため植物性脂肪より融点が高く，常温で固体である。また，食肉により脂肪酸の融点が異なる（表5-10）。豚脂は融点が低いため，ソーセージやハムなど脂身を冷たいままで食卓に出す料理には豚脂を添加し，牛肉はステーキやすき焼きなど熱い料理に向いている。

表5-10　畜肉脂肪の融点

脂肪の種類	融点（℃）
鶏　脂	30～32
豚　脂	33～46
牛　脂	40～50
羊　脂	44～55

(丸山悦子，『生活環境学ライブラリー5　調理科学概論』，朝倉書店（2005）)

（2）調理による変化

1）食肉の軟化

　加熱するとたんぱく質の変性により保水性が低下し肉質が硬くなる。食感としては軟らかいほうが好まれるため以下のような下処理を行う。

　a．機械的方法：筋線維に直角に薄切りにする，ひき肉にする，肉たたきを使用し機械的に筋肉線維をほぐすなどの方法がある。

　b．酵素の利用：たんぱく質分解酵素（プロテアーゼ）を作用させて軟化させる方法である。たんぱく質分解酵素を含むパインアップル，キウイフルーツ，パパイヤなどの果汁に浸漬することで肉を軟化することができる。また，しょうがにもたんぱく質分解酵素が含まれており，しょうが汁に肉を浸漬させると，肉軟化と臭み抜きの効果がある。

　c．調味料の利用：塩で下味をつけておくと，肉の保水性が増し，肉を加熱したときの重量損失が少ない。これは，筋原線維たんぱく質が塩溶解性であり構造がゆるむためであ

る。

　また，肉はたんぱく質の等電点付近（pH5付近）で最も硬くなる。マリネにする，ワインにつけることで，肉のpHが下がり保水性が高くなるとともに，酸性域で働くプロテアーゼの働きによって筋原線維たんぱく質が分解され，軟化する。

2）加熱による変化

a. 色の変化：肉の色が赤いのは**ミオグロビン**（肉色素）と**ヘモグロビン**（血色素）の色素たんぱく質が含まれているからである。たんぱく質のグロビン色素に結合するヘム（鉄）の数が，ミオグロビンは1個，ヘモグロビンは4個である。牛肉や馬肉にはミオグロビンの量が多いため赤色が強い。

　ミオグロビンは暗赤色をしているが，空気中の酸素に触れると**オキシミオグロビン**になり鮮紅色になる。長く酸素に触れ続けるとヘム色素内の鉄が酸化して褐色色素の**メトミオグロビン**になり，肉は褐色になる。

　肉を加熱するとたんぱく質のグロビンが変性し，ヘム色素は酸化されて灰褐色の**メトミオグロモーゲン**となる。ハムが加熱しても変色しないのは，添加された亜硝酸塩とミオグロビンの鉄が結合してニトロソミオグロビンとなり，ヘム色素の鉄が安定化されてヘム色素が酸化されないためである。

b. 硬さの変化：肉を加熱すると，筋原線維たんぱく質は収縮し，筋形質たんぱく質は豆腐状に固まる。肉基質たんぱく質のコラーゲンは水を用いずに高温加熱すると1/3くらいの長さにまで収縮する。肉基質たんぱく質は，長時間水煮すると徐々に分解してゼラチン化して溶け出すため，ばら肉などは煮込み料理に用いる。よく煮込んだ肉は，筋原線維たんぱく質は硬くなっているが，それをつなぐ基質部分が分解されているので，ほぐれるようなやわらかさである。肉基質たんぱく質の少ないヒレやロース肉などは，ステーキなどの水を使用しない高温調理に用いる。

c. においの変化：肉を高温で加熱すると，たんぱく質と脂肪が分解されよい香りが生じる。また，肉から溶融した脂肪の分解物やたんぱく質の分解によるアミノ酸などのアミノ化合物と，調味料や脂肪の酸化物などのカルボニル化合物が反応して（**アミノカルボニル反応**），香ばしい香りが生じる。

（3）肉の調理

a. 部位による調理法：食肉は部位によって組織の性状が異なるため，その部位に適した調理法を選択することが大切である。肉の部位の特色と適する調理例を表5-11に示す。

b. ひき肉の調理：ひき肉は組織が破砕されているのでそのまま加熱すると形は崩れやすいが，食塩を加えてよく混ぜると筋原線維たんぱく質のミオシンが変性して網目構造が形成され，粘着性が生じる。

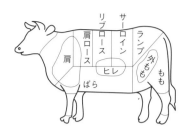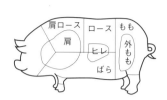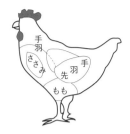

図 5-16　食肉の部位

表 5-11　食肉の部位別特色と主な調理例

	部　位	特　色	適する調理例
牛肉	肩ロース	脂肪が霜降り状に適度に入り，ロースのなかでは硬い	ステーキ，すき焼き，焼肉
	リブロース	霜降りの最上肉で，風味がよく，軟らかい	ステーキ，ロースト，すき焼き，しゃぶしゃぶ
	サーロイン	上部に薄く脂肪があり，風味は最上	ステーキに最適
	肩	硬いがエキス，ゼラチン質が多い	煮込み料理
	ば　ら	三枚肉，脂肪を多く含み，肉質が硬い。脂肪と赤身が層になっている	シチュー，煮込み料理，挽肉（ハンバーグ）
	ヒ　レ	脂肪が少なく，軟らかい赤身，棒状の肉	ステーキ，ロースト，カツレツ，ソテー
	も　も	赤身が多く，きめはややあらい	ロースト，ステーキ，シチュー，すき焼き
	外もも	赤身が多く，きめはあらく硬い	焼き肉，煮込み料理，挽肉用
	ランプ	脂肪が少なく，きめが細かい，軟らかい赤身	ステーキ，ロースト，すき焼き，網焼き
	す　ね	前脚，後脚の部分で筋が多く，硬い	スープストック，シチュー，煮込み料理
豚肉	ロース	表面が厚い脂肪層で囲まれている，肉質は軟らかく，風味がよい	ポークソテー，焼き豚，カツレツ
	肩ロース	赤身のあるピンク色，ロースよりややきめがあらく，硬いが，うま味がある	焼き豚，カツレツ，煮込み用
	肩	きめはあらい，筋肉の間に脂肪が多少ある	煮込み料理，挽肉料理
	ば　ら	三枚肉，赤身と脂肪が層になっている。肉質はかたい	角煮，シチュー，カレー，酢豚
	も　も	脂肪がほとんどない。味のよい赤身肉	ハム，カツレツ，ロースト，焼き豚
	外もも	ややきめがあらく，濃いめの赤身	煮込み料理，ソテー，挽肉用
	ヒ　レ	ロースの内側にある肉で，きめ細かく，軟らかい最上肉	ロースト，ソテー，カツレツ
	す　ね	筋が多く，肉質は硬いが，味は濃い	スープストック，煮込み料理
鶏肉	羽もの	若鶏で 1.1〜1.3 kg のものがよい	丸焼き，丸蒸し，丸煮
	手羽（むね）	白身でやわらかく，脂肪が少ない，味は淡白	焼き物，蒸し物，ソテー
	手羽先	肉は少ないが，脂肪とゼラチン質に富む	煮込み料理，パン粉揚げ用
	も　も	赤身肉で手羽先よりも硬いが，脂肪が多く，味にこくがある	ロースト，揚げ物，カツレツ，ソテー
	ささみ	胸骨に沿ったササ葉状の1枚の白身の肉で，軟らかく，味も淡白	さしみ，あえ物，椀種（たね）

（森下敏子，『ニューライフ調理学（第2版）』，建帛社（2003））

5-2-2　魚介類

　魚介類は，脊椎動物の魚類，たこ・いか・貝類などの軟体動物，えび・かになどの節足動物（甲殻類），棘皮動物のうに・なまこ，腔腸動物のくらげなど多種類におよぶ。また，生息場所により，海水魚，淡水魚，回遊魚，近海魚，深海魚などに分類される。一般に1年で最もおいしい時期を**旬**と呼ぶ。産卵の1〜2か月前に脂質やグリコーゲン，遊離アミノ酸が増える。かつお，まぐろなどの外洋回遊魚は血合肉が多く筋肉にミオグロビンが多いため身が赤く，いわし，さばなどの沿岸回遊魚はやや赤いため**赤身魚**，たい，ひらめ，

かれいなどの底棲魚は血合肉が少なく肉色が白いため**白身魚**と呼ばれる。

（1）魚の鮮度

　魚は肉質が軟らかいので，死後硬直の身がしまっている時期の食感が好まれる。自己消化は食肉より早く進み，同時に腐敗も進行する。魚の鮮度は外観的には表皮につやと張りがあり，眼球が澄んでいる，エラが黒ずんでいない，臓物が出ていない，全体が引き締まっている，などで判断する。化学的な鮮度測定法としては**K 値**が用いられる。生きている魚の筋肉中では ATP はエネルギー源として必要であるが，死後の筋肉中の ATP は時間の経過に伴って分解される（図 5-17）。活じめの魚は 1〜5 ％，刺身やすしだねは 20 ％以下，一般の市販の鮮魚は 40〜60 ％の K 値を示す。このように K 値は生鮮魚の初期の鮮度を判定する方法として有用である。

$$K 値（\%）= \frac{（イノシン（HxR）＋ヒポキサンチン（Hx））量}{ATP 関連物質（ATP ＋ ADP ＋ AMP ＋ IMP ＋ HxR ＋ Hx）量} \times 100$$

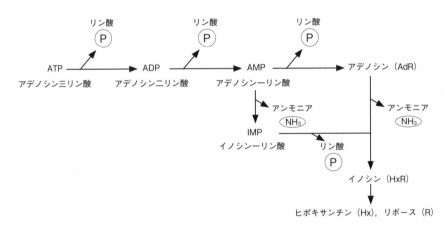

図 5-17　ATP の分解経路

（2）生食調理

1）刺　身

　魚介類の肉質の特徴を生かした切り方を選択する。まぐろやかつおなどは肉質が軟らかいので平づくり，引きづくり，角づくりなど厚く切る。ひらめ，かれい，ふぐなどは肉質が硬いので薄いそぎづくり，糸づくりなどにする。いかは短冊切りや糸づくりにして体軸に直角に走る筋肉の線維を切断するか，かくし包丁を入れる。また，表面だけを焼いた焼き霜とする手法は，生臭さの強い魚に用いる。

2）あらい

　魚介類のあらいは，即殺した鮮度のよい魚肉をそぎ切りにして，氷水中で洗い，急速に筋収縮を起こさせる。氷水中で洗うと ATP が急激に溶出し，筋原線維たんぱく質のアク

チンとミオシンが結合し死後硬直と同じ現象が起こるため，独特の歯ごたえが生じる。たい，こい，すずきなどが適している。

3）食塩による変化

魚に塩をふりかけると，食塩は魚肉に塩味をつけるだけではなく，魚肉たんぱく質を変性させる。魚肉から水分が出て，魚臭のもとになる水溶性のトリメチルアミンなどを溶出させる。筋原線維たんぱく質は，塩溶解性のたんぱく質で構成されているため溶解してゲルの状態となり，魚肉は透明な弾力のあるものになる。塩でしめる方法として以下のようなものがある。

- ・ふり塩：魚に直接食塩をふりかける方法
- ・たて塩：魚を5～15％の食塩水につける方法
- ・紙塩：魚の上に濡らした和紙をおいて食塩をふる。

4）酢じめ

魚肉を塩じめした後，食酢に浸して魚肉たんぱく質を変性させる方法。魚肉がしまって硬くなり，歯切れがよくなる。塩じめが十分に行われていないと魚肉はしまらない。テクスチャーの変化のほかに，酢の殺菌効果，魚臭の除去などの効果も得られる。

（3）加熱調理

魚肉は加熱するとたんぱく質が熱変性を受けて凝固し硬くなる。魚肉の構成たんぱく質は，筋原線維，筋形質，肉基質であるが，肉基質たんぱく質の含有量は著しく少ない。加熱すると筋原線維たんぱく質，筋形質たんぱく質が凝固して硬さを増す。魚肉の硬さは筋線維の太さや筋原線維たんぱく質と筋形質たんぱく質の比率によって異なっている。赤身魚の筋線維は細く，筋形質たんぱく質が多いため，硬くまとまりやすく**節**になる。白身魚は筋線維が太く，筋形質たんぱく質が少ないので，身がほぐれるため**そぼろ**になりやすい。

肉基質たんぱく質の主成分であるコラーゲンは，熱収縮温度は獣肉よりも低く，また暖水域より冷水域にすむ魚種のほうが低い。コラーゲンは，魚の腱や皮に多く，皮は熱に対して弱いので，煮魚の場合，コラーゲンは水溶性のゼラチンになって煮汁の中に溶け出し，冷やすと煮こごりができる。

加熱調理をするときは，30～40℃から加熱しはじめるとたんぱく質の溶出量が多いので，高温で加熱して切り身の外側を凝固させる。煮魚では，煮汁を沸騰させてから魚を入れるとうま味を保つことができる。

魚肉に塩を加えてすり潰すと，ねばりのあるペーストになり，これを加熱すると弾力のあるゲルが得られる（**すりみ**）。この性質はかまぼこの製造やつみれなどをつくるときに利用されている。食塩を加えてよくすると，筋原線維たんぱく質のアクチンとミオシンがアクトミオシンを形成し，水和して網目構造をつくり，加熱によって変性してゲルを形成するためである。

いかは獣鳥肉や魚肉とは異なった性質をもつ。いかの表皮は4層からなっていて，第1

層と第2層の間に色素細胞がある（図5-18）。通常，いかの皮をむくと第2層と第3層の間から分離するので，色素細胞は除かれ，加熱した場合にも白く仕上がる。第4層のコラーゲン線維は，筋肉線維の方向とは直角に走っている。収縮したり，丸まったりするのは筋肉線維とコラーゲン線維の性質のためである。この性質を利用して松笠いかやかのこいかなどの飾り切りができる。

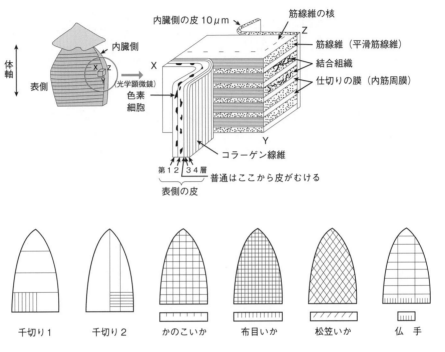

図5-18　いか肉の組織と飾り切り

（山崎清子，『NEW 調理と理論』，同文書院（2011））

5-2-3　卵　　類

食用にされている卵類には鶏，うずら，あひるなどがあるが，一般に調理に多く利用されるのは鶏卵である。

（1）鶏卵の成分

鶏卵はたんぱく質を約12％含む。卵白には約10％のたんぱく質が含まれ，オボアルブミン，オボトランスフェリン，オボムコイド，オボグロブリン，リゾチームなどから成っている。卵黄には約17％のたんぱく質が含まれるが，脂質と結合したリポたんぱく質が多く，乳化性に関与する。

（2）鶏卵の調理性

1）流動性，粘性

生の全卵を混ぜると粘性のある液状となり，材料間に容易に入り込むため，ひき肉料理などほかの材料とともに加熱する際には，つなぎの役目をする。また，粘性は揚げ物の衣

などに利用される。

2）希釈性

卵液は，だしや牛乳などで好みの濃度に希釈して調味後，加熱するとゲル化することができる（表5-12）。この性質を利用したものが，茶碗蒸しやプディングなどである。

表5-12 卵液の希釈割合

割りほぐした卵：液	卵濃度（%）	調理例
1：0.1	90	オムレツ，卵焼き
1：1～2	50～33	卵豆腐
1：2～3	33～25	カスタードプディング
1：3～4	25～20	茶碗蒸し

（渋川祥子，『新訂調理科学－その理論と実際－』，同文書院（2005））

3）熱凝固性

卵白と卵黄は異なるたんぱく質から構成されているため，熱変性を受ける温度や凝固性が異なる（表5-13）。卵白は約60℃で凝固しはじめ，約80℃で凝固する。卵黄は約65℃で凝固しはじめ，約70℃で流動性を失い，75～80℃で凝固する。このような卵黄と卵白の凝固の温度差を利用して温泉卵を作ることができる。

卵をゆですぎると卵黄の表面が暗緑色になる。これは過熱によって卵白から発生した硫化水素が，卵黄中の鉄と結合して硫化鉄を生成するためである。これを防止するためには，過熱をしないこと，ゆでた後急冷することである。

熱凝固に及ぼす添加物の影響

a. 塩　類：卵のゲルを硬くする。牛乳中のカルシウム，だし汁に含まれる微量の塩類はゲル強度を硬くする。

b. 酸：卵白は等電点のpH4.8付近では熱凝固が促進され60℃でも凝固する。この性質を利用したものがポーチドエッグである。

c. 砂　糖：凝固温度を高め，なめらかなゲルを形成する。

表5-13 ゆで卵の加熱温度と凝固状態

温度（℃）	卵　白	卵　黄
58	わずかに濁るが液状のまま	変化なし
63	乳白色，半透明の流動性のあるゼリー状	わずかに粘稠を帯びる
65	白濁が進み軟らかなゼリー状。一部液状	粘稠性が高く，流れにくい
70	半流動のゼリー状	粘稠性のある軟らかなゲル状を形成する
75	かろうじて凝固を保つ。白濁ゲル	ゴム状のゲル。少し白っぽい
80	完全凝固，保形性が高く弾力性のあるゲル	黄白色のゲル。粘稠性を失いほぐれやすくなる
85		完全凝固して，粉質状になる

（木戸詔子，『新 食品・栄養科学シリーズ 調理学』，化学同人（2010））

4）起泡性

起泡性とは，撹拌した際に気泡を生じる性質で，泡立ちやすさ（起泡性）と泡の戻りにくさ（安定性）の二面性がある。泡立ちやすさにはオボグロブリンが，泡の安定性にはオボムチンが働いている。卵白を泡立てるとたんぱく質が表面変性し，気泡のまわりをたん

ぱく質分子が薄膜状に包む。この性質を利用したものが，メレンゲやスポンジケーキである。また，過度に泡立てるとたんぱく質の結合が進み，水分が分離して泡がつぶれてしまう。全卵を泡立てる共立て法の場合は，35〜40℃の湯煎で表面張力を低下させると泡立ちやすい。

起泡性への影響

a. 鮮　度：水様性卵白は濃厚卵白より泡立ちやすいが，泡の安定性は劣る。液の粘度は，低いほうが泡立ちやすく，高いほうが泡の安定性が高くなる。

b. 温　度：高いほうが，表面張力が下がるため泡立ちやすい。しかし乾きやすく艶のないもろい泡となる。温度が低いと泡立ちにくいが細かく艶があり安定である。

c. 砂　糖：卵白に砂糖を加えると安定性が増す。粘度が増して泡立ちにくくなるため，ある程度泡立ててから2〜3回に分けて加えるとよい。

5）乳化性

卵黄は親水性の乳化剤である**レシチン**を含むため，卵黄自身が**水中油滴（O/W）型エマルション**として存在している。マヨネーズの乳化剤として用いられる。

表5-14　鶏卵の調理性と調理例

	流動性・粘性	凝固性			起泡性	乳化性
		熱凝固性	希釈可能	熱以外の凝固性		
全　卵	生卵，ハンバーグや挽肉料理のつなぎ，揚げ衣	ゆで卵，卵焼き，ポーチドエッグ，フライドエッグ	オムレツ，茶碗蒸し，カスタードプディング，卵豆腐	ピータン，塩卵	スポンジケーキ，カステラ，パウンドケーキ	マヨネーズ，アイスクリーム，ケーキ生地
卵　白	つなぎ	アク取り			メレンゲ，泡雪かん，マシュマロ，フリッター	
卵　黄	カスタードソース	黄身そぼろ	カスタードクリーム，黄身酢	みそ卵（卵黄のみそ漬け）	卵黄ケーキ	マヨネーズ，アイスクリーム，ケーキ生地，オランデーズソース

（青木三恵子，『ガイドライン準拠 エキスパート管理栄養士養成シリーズ 調理学（第3版）』，化学同人（2011））

5-2-4　牛乳・乳製品類

（1）牛乳の調理性

牛乳は飲用以外にも様々な調理に利用され，以下のような効果が得られる。

1）料理を白くする

牛乳は，脂肪が乳化し，たんぱく質の**カゼイン**が**コロイド**状に分散しているため，これらの粒子に光が反射して白色の液となっている。ホワイトソース，ブラマンジェなどに利用される。

2）生臭みを吸着する

牛乳に含まれる脂肪球や**カゼイン**粒子がにおいを吸着する。この性質を利用して，魚やレバーを牛乳に浸して生臭みを減少させる。

3）よい焦げ色をつける

牛乳中のアミノ酸と糖を加熱することによって生じる**アミノカルボニル反応**を利用して焼き菓子などに焦げ色をつける。

4）たんぱく質ゲルの強度を高める

牛乳に含まれているカルシウムの作用を利用してたんぱく質のゲル強度を高める。卵に牛乳を加えた卵液を適度に加熱すると，牛乳に含まれるカルシウムなどの塩類の作用によってたんぱく質のゲル強度を高める。

5）なめらかな食感とこくを与える

牛乳はコロイド溶液であり，そのまま飲用しても口触りがよい。スープ，シチューなどに利用される。

（2）加熱による変化

1）皮膜形成

牛乳を加熱して60℃前後になると表面に皮膜ができる。牛乳中に分散している脂肪球が，加熱によって凝固したたんぱく質とともに浮き上がり，液面から水分が蒸発することで皮膜ができる。そのため，牛乳を温めるときは60℃以上にしない。また，加熱中に軽く混ぜたり，仕上げにバターを加えたりすることで皮膜形成を防ぐことができる。

2）泡立ち（ふきこぼれ）

温度が上がると表面張力が下がるので泡立ちやすくなる。牛乳中の空気や水が気化して泡を生じ，たんぱく質が周りで変性して安定な膜になるため，泡が消えにくくふきこぼれる。

3）凝　固

牛乳をアスパラガス，トマト，にんじん，いんげんなどの野菜とともに煮ると凝固することがある。これは，野菜から溶け出した有機酸によって凝固しやすくなるためである。

4）加熱臭

牛乳を加熱すると特有の加熱臭を生じる。特にβ-ラクトグロブリンの熱変性によって生じたSH基によるものである。

（3）乳製品の調理

1）クリーム

牛乳を遠心分離機にかけると脱脂乳とクリームに分離される。市販のクリームは乳脂肪，植物性脂肪，乳脂肪と植物性脂肪の混合の3タイプに分類される。クリームの脂肪は**水中油滴（O/W）型エマルション**であり，泡立てすぎると分離する。クリームを泡立てると，空気を抱き込み適度な硬さを持ったホイップができる。ホイップの中に含まれる空気の割合を**オーバーラン**という。オーバーランが低いとこくのあるしっかりしたホイップクリームになり，高いと口どけのよい軽い感じのクリームになる。混合クリームのほうが乳脂肪のみのクリームよりオーバーランが高く分離しにくい。また，5℃の低温で泡立てたほうがオーバーランが高い。乳脂肪のみのクリームは分離しやすいのでゆっくり撹拌する。

$$\text{オーバーラン（\%）} = \frac{\text{（一定容積のホイップ前重量）} - \text{（同容積のホイップ後重量）}}{\text{同容積のホイップ後重量}} \times 100$$

2）バター

牛乳中の脂肪（クリーム）を分離して，そのまま，あるいは食塩を加えて練り上げたものである。食塩の添加の有無で有塩バターと無塩バターに，乳酸菌により発酵させたクリームを使用するか否かにより発酵バターと非発酵バターに分類される。わが国では非発酵の加塩バターが多く使用されている。バターは，**油中水滴（W/O）型エマルション**であるため水となじみにくい。

表 5-15　バターの調理性

性　質	特　徴	調理例
可塑性	生地中に薄くのび，特有の層を形成し製品に可塑性を与える	パイ生地
ショートニング性	バターを練りこんで焼くともろく砕けやすくなる。小麦粉の中に折りこむことでグルテンの形成を阻止する	クッキー，ビスケット
クリーミング性	撹拌すると空気を抱き込むことができ、生地を軽く仕上げる	バタークリーム，パウンドケーキなど

3）チーズ

牛乳またはその他の乳類に乳酸菌や酵素を加えて発酵または熟成させたものである。ナチュラルチーズとプロセスチーズに大別できる。ナチュラルチーズは軟質，半硬質，硬質，超硬質のものがある。プロセスチーズは，ナチュラルチーズを各種混合して加熱融解して，成形，包装して作られる。

チーズはその形態により食感が異なるので，すりおろす，削る，切るなどしてチーズの特徴を生かして使用する。ナチュラルチーズは加熱すると簡単に溶け，食感や食味が変化する。

5-3　成分抽出素材の調理性

5-3-1　ゼラチン

（1）ゼラチンの成分

ゼラチン（gelatin）は動物の皮や腱，骨などの結合組織に含まれるコラーゲン成分を抽出し精製したものである。リジンやグリシンなどのアミノ酸を多く含むが，必須アミノ酸のトリプトファン，シスチンが少ないためたんぱく質の栄養的評価は低い。口溶けがよく，消化吸収がよいため，菓子類などの用途の他，えん下困難者用食品や治療食にも利用される。

（2）ゼラチンの調理特性

ゲル（gel）化形成には 2〜4 ％の濃度で用いられる。ゼラチンは約 40 ℃から溶解する

ため，あらかじめ水で膨潤したあと，約60℃の湯煎にて溶解させる。沸騰はゼラチンのペプチド結合を壊し，ゲル化を損なうことがある。10℃以下でゲル化（凝固）し，ゼラチン濃度が低い程ゲル化に要する時間は長くなる。また，冷却時間が長くなるとゼリー強度は大きくなり，弾力や硬さを増す。pH 10付近でゲル化しやすく，酸によりゼリー強度が低下し，pH 3.5以下ではゲル化しにくい。砂糖の添加および水に代えて多量の牛乳を使用した場合，ゲルの強度（硬さや粘性）が増す。

　プロテアーゼを含む果物（パインアップルやキウィフルーツなど）は一度加熱し，酵素を失活させてから加えるようにする。

　融解温度が20℃前後と低いため，口中で溶けていく感触がある。常温での放置時間が長いと，**離しょう***により崩壊を起こしたり融解を起こす。融解しゾル化したゼリーを冷却すると再びゲル化し，温度によりゾルとゲルの状態を繰り返す可逆性を持つ。

5-3-2　寒　天

（1）寒天の成分

　寒天（agar）は，紅藻類（てんぐさ，おごのりなど）を加水加熱により抽出したもので，主成分は多糖類のアガロース，アガロペクチンである。アガロースはゲル化力が強い。これらはほとんどエネルギーをもたない難消化性の食物繊維である。整腸作用，糖質やコレステロールの吸収阻害性といった健康面への役割を持つ。

（2）寒天の調理特性

　水の中で膨潤させたのち，加水加熱により溶解させ，冷却凝固させるとゲル化してゼリー（jelly）を形成する。使用濃度は0.5～1.5％で，寒天濃度が低いほど溶けやすい。濃度が2％以上になると溶解しにくくなるため，はじめは低濃度にして煮つめるとよい。溶解温度は90℃以上で，寒天濃度が高いほど溶解に要する温度は高くなる。冷却すると高濃度では凝固が35℃前後から始まり，低濃度になるほど凝固温度は低くなる。

　できあがったゲルはゼラチンより透明度は低く，粘りがなく歯切れがよい。融解温度が高いため，常温では融解しないが，離しょうがおこりやすい。

　酸性の強い果汁を混合する場合は，寒天液を50℃に冷ましてから加えるとよい。また，寒天液に別のものを混合する場合，混合する材料の比重できるだけ近いものにすると分離が起こりにくい。砂糖や牛乳，酸など添加物の影響などは，表5-16の寒天の項目に示した。

---

*　一度凝固したゲルから水分が分離して表面にしみだしてくる現象である。離水とほとんど同義である。寒天のゲルの場合，時間の経過とともにゲルを形成する網目構造が密になり，内部に保持されなくなった自由水が押し出されることになるため離しょうが起こる。

5-3-3 カラギーナン

（1）カラギーナンの成分

　カラギーナン（carrageenan）は，スギノリ，ツノマタなどの紅藻類から抽出した多糖類で，主成分はガラクトースとその誘導体である。κ，ι，λ 型の３種類があり，ゲル形成の強いのがκ型である。各種の性質により，増粘剤や食品の物性改良剤として利用されている。

（2）カラギーナンの調理特性

　カラギーナンは，分散性が悪いため，砂糖とまぜて水に浸して膨潤させるとだまになりにくい。溶解温度は寒天よりも低温の70℃以上である。凝固温度（ゲル化）は寒天とほぼ同様40℃前後である。使用濃度は寒天に準じ，0.5～1.5％である。

　ゲルの食感，溶解温度や融解温度など寒天とゼラチンの中間的性質を持つ。耐凍性を持ち冷凍保存が可能である。

　砂糖や牛乳，酸など添加物の影響などは，表5-16のカラギーナンの項目に示した。

5-3-4 ペクチン

（1）ペクチンの成分

　ペクチン（pectin）の成分は，野菜や果物の細胞壁にあるガラクツロン酸を主体とする複合多糖類である。ガラクツロン酸のカルボキシ基の一部がメチルエステル化されたペクチン酸がゲル化に関与している。メチルエステル化が７％以上のものを高メトキシペクチン（ＨＭＰ：high methoxy pectin），７％未満のものを低メトキシペクチン（LMP：low methoxy pectin）という。

（2）ペクチンの調理特性

　高メトキシペクチン（ＨＭＰ）は，糖と有機酸の適性条件下でゲル化し，マーマレードやジャムの調整に利用される。（図5-12参照）。

　低メトキシペクチン（LMP）はカルシウムやマグネシウムなどの２価の金属イオンによって架橋構造ができゲル化する。牛乳を添加するだけで凝固する，インスタントゼリーや低エネルギーゲルとしての利用がある。

5-3-5 その他のゲル化剤用成分抽出物

（1）グァーガム（guar gum）

　マメ科のクラスタマメ（*Cyamopsis tetragonoloba*）から抽出される。マンノース，ガラクトースが各グリコシド結合している。ゲル化剤の他，増粘剤や安定剤として用途が広い。

（2）ローカストビーンガム（locust bean gum）

　マメ科のカロブ樹（*Ceratonia siliquae*）の種子の胚乳部を精製して作られる多糖類である。主成分は難消化性のガラクトマンナンで，水に溶かすと低濃度で高い粘性を示す。増

表 5-16　ゲル化剤の特性

特　性		ゼラチン	寒天 (agar：アガー)	カラギーナン	ペクチン
主原料・成分・種類など		<主原料> 動物由来のコラーゲン <主成分> たんぱく質 <種類> 板状，粒状，粉状 <使用濃度> 2～4 % <効用>消化吸収がよく幼児食，病人食にも向く。	<主原料> テングサ，オゴノリ <主成分> 糖質（多糖類） <種類> 棒，糸，粉末，フレーク <使用濃度> 0.5～1.5 % <効用> 血糖値低下，血圧上昇　抑制，便秘防止，血中コレステロール上昇抑制	<主原料> スギノリ，ツノマタ <主成分> 粘質多糖類 <種類> 粉末等／カッパー型・ラムダ型・イオタ型の3種 <使用濃度> 0.5～1.5 % <効用> 寒天に準ずる ＊以下, κ（カッパー）カラギーナンの特性	<主原料> 果実，野菜 <主成分> 糖質（多糖類） <種類> 粉末／HMP と　LMP の2種 <使用濃度> 0.5～1.5 % <効用> LHP は低エネルギーゲルとして利用
膨潤・溶解・凝固・融解		膨潤：6～10 倍 溶解：40～50 ℃ 凝固：3～10 ℃ 融解：20～25 ℃	膨潤：10～20 倍量の吸水 溶解：90～100 ℃ 凝固：45～33 ℃ （40 ℃前後でゲル化） 融解：80 ℃	膨潤：寒天に準ずる 溶解：60～80 ℃ 凝固：45～37 ℃ （40 ℃前後でゲル化） 融解：50～55 ℃	凝固： HMP＝砂糖と酸の適性条件 LMP＝カルシウムなど金属イオン
添加物の影響	砂　糖	ゲル強度，弾力は増す	弾力性は増す 透明度は増す 離しょうは起こりにくくなる	粘弾性は増す 離しょうは起こりにくくなる	ゲル強度は増す（HMペクチン：55～70 %の高濃度）
	果汁・酸	ゲル強度は低下する （pH3.5 以下の酸によりゲル化しにくくなる。） ゲル化形成はしにくくなる （＊たんぱく質分解酵素を含む生の果物）	酸によりゲル強度は低下 （pH3.0 以下ではゲル化しない）	酸によりゲル強度は低下 （pH3.5 以下ではゲル化しない）	ゲル化がすすむ （適性 pH は 3～3,5）
	牛　乳	ゲル強度は増す （多量の場合，牛乳中の塩類が影響，少量では強度↓もみられる）	ゲル強度は低下する （牛乳中の脂肪やタンパク質の影響）	ゲル化がすすむ （ミルクカゼインに反応して凝固しやすい。）	LMP　ゲル化がすすむ （牛乳中のカルシウムで凝固）
離しょう・分離・接着		ゲルの付着性があり，接着しやすいので2層および多層ゼリーを作りやすい。	砂糖濃度が低く，保温温度が高いほど離しょうする量は多い。 砂糖濃度 60 %以上ではほとんど離しょうは起らない（例，ようかん）	寒天ゼリーよりも保水性が高く，離しょうが少ない。	離しょう・分離は起こりにくい。
その他の性質（耐凍性など）		ゼラチン液を激しく撹拌すると起泡する。 ＝マシュマロ	寒天液比重差の大きいものを混合するには比重をできるだけ近づけてから混ぜ，分離をふせぐ。	寒天に比べ，ゲル（ゼリー）の透明度が高く，ゼラチンゼリーに類似したものができる。 ＊ゲルは冷凍保存が可能である。（凍結解凍耐性）	＊ゲルは冷凍保存が可能である。
用途・調理例		各種ゼリー，冷菓， ＊高齢者向け嚥下困難対応食への利用：口中（体温付近）で融解するため飲み込みやすい。	各種ゼリー，果汁かん，ようかん，金玉かん，淡雪かん，ところてん	各種ゼリー，乳化剤，増粘剤など，用途が多岐にわたる。 ＊水分を加える前に砂糖とよく混合しておく。	HMP は ジャム，LMP は ゼリー，ムースなどに使用。

（渋川祥子・畑井朝子，『ネオエスカ「調理学」』，同文書院（2007），安原安代・柳沢幸江，『調理学－健康・栄養・調理－』，アイ・ケイコーポレーション（2010）を元に作成）

粘剤としての用途の他に，市販デザートの製造のゲル化剤に利用されている。

（3）ジェランガム（Gellen gum）

　微生物による発酵多糖類であり，グルコース（ブドウ糖），グルクロン酸，グルコース，ラムノースの4（単）糖が直鎖状にグリコシド結合したものである。アシル基をネイティブ型ジェランガムは，弾力のあるもち様のゲルを形成し，離しょうが少なく，凍結解凍耐性がある。

（4）カードラン（Curdlan）

　微生物による発酵多糖類で，グルコースがグリコシド結合したものである。水と加熱すると 80 ℃以上で不可逆性のゲルになる。保水性に優れ，各種ゼリーなどのゲル化剤のほか，物性改良剤としてさまざまな食品へ添加されている。

5-3-6 でんぷん

（1）でんぷんの種類

でんぷん（starch）の種類は，**種実でんぷん**（こめ，こむぎ，とうもろこし，りょくとう）と**根茎でんぷん**（じゃがいも，さつまいも　くず，キャッサバ，わらび）に分類される。原料により表5-17のような特性がある。

表5-17　でんぷんの種類と特製

でんぷんの種類		平均粒径（μ）	粒の形態	アミロース含量（%）	でんぷん6%		ゲル	
					糊化開始	最高粘度	状態	透明度
種実でんぷん	こめ	5	多面形	17	67.0（℃）	112(B.U)*	もろく，硬い	やや不透明
	こむぎ	21	比較的球形	25	76.7	104	もろく，軟らかい	やや不透明
	とうもろこし	15	多面形	28	73.5	260	もろく，硬い	不透明
根茎でんぷん	じゃがいも	33	卵形	22	63.5	2,200	ややもろい，硬い	透明
	さつまいも	15	球形，楕円形	19	68.0	510	ややもろい，硬い	透明
	くず	10	卵形	23	66.2	450	弾力性	透明
	タピオカ	20	球形	18	62.8	750	強い粘着性	透明

（川端昌子他，『Nブックス　調理学』，建帛社 (2002)）
* B.U：粘度の単位（ブラベンダー・ユニット）

（2）でんぷんの調理特性

でんぷんに水を加えて加熱し，でんぷん粒が吸水膨潤して粘性をのあるのり状になることを**糊化**という。糊化したでんぷんをさらに加熱すると，一部のでんぷん粒が崩壊して水の中に分散し，粒のままで残っている分子と混在した状態のときに最大の粘度を示す。やがて大部分のでんぷん粒が崩壊して水中に分散すると粘度が低下する。これがブレークダウンである。じゃがいもでんぷん（市販品のかたくり粉）は糊化開始温度が低く，粘度が急上昇して高い最高粘度を示すが，ブレークダウンが著しい。一方，とうもろこし（コーンスターチ）などの種実でんぷんは粘度が上昇する温度が高く，最高粘度は低いが，ブレークダウンが小さいことから，粘度の熱安定性が高い。調理では，でんぷんの粘性や付着性を利用する。

糊化したでんぷんを放置したり冷却すると，β-でんぷんに近い状態になる。これがでんぷんの**老化**である。老化は，低温状態（水分凍結温度帯）や水分含量が30〜60%の場合におこりやすい。防止するには，糊化直後すみやかに水分を15%以下にするか，温度を60℃以上に保つようにする。また，糊化でんぷんに砂糖を添加すると老化を抑制する。食塩はでんぷん粒の膨潤糊化および崩壊を抑制し，じゃがいもでんぷんの場合，少量の食塩添加でも粘度が低下するが，油脂が共存すると粘度低下が抑制される。食酢はでんぷんを加水分解するので，添加により粘度は低下する。

1）低濃度でんぷんの調理

低濃度では，加熱糊化による粘性で食べものになめらかな食感やとろみを付与する。薄くず汁，あんかけの調理では透明度が高く，粘度が高いじゃがいもでんぷん（かたくり粉）を使用する。使用濃度は薄くず汁，かき玉汁が1〜2%　あんかけ3〜6%である。これは汁にとろみがつくと熱の対流が妨げられ，冷めにくく，汁の実を沈みにくくするためである。

2）高濃度でんぷんの調理

高濃度では，特有のテクスチャーを有するゲルを形成する。ブラマンジェは8〜10％と比較的高濃度のでんぷん懸濁液（けんだくえき）を加熱して糊化させた後，冷却してゲル化したものである。冷却時のゲル形成能が高く，歯切れのよい食感のコーンスターチを使用する。くず桜は15〜20％程度の濃度のでんぷん（くずでんぷん単独，またはじゃがいもでんぷん併用）を加熱し，糊化が開始して粘度が出てきたら（半糊化状態），あずきあんを包み，再び蒸して糊化させたものである。老化防止のため，長時間の低温保存はさける。精進料理に用いられるごま豆腐は，主に15％程度のくずでんぷんとすりごまを用い，火にかけながらペースト状に練り，冷却してゲル化させたものである。ごまの油脂の分散が舌触りを滑らかにする。カスタードクリームは卵黄，牛乳，砂糖，15〜20％程度のコーンスターチ（または小麦粉）を混合して撹拌しながら十分加熱し糊化させたものである。

3）粉末のまま利用

でんぷんを粉末のまま食品の衣付けなどに利用すると，食品成分の流出の防止，軟らかさの保持，表面に滑らかさやサクッとしたテクスチャーを付与する。

5-3-7　油　脂　類

（1）油脂の種類

動植物食品から油脂を抽出し，精製したものが食用油脂で，常温で液体のものを油（oil），常温で個体のものを脂（fat）と呼ぶ。これら油脂の性状は構成脂肪酸の違いによるもので，油は不飽和脂肪酸が多く，脂は飽和脂肪酸が多い。調理で使用する油脂の種類と特性を表5-18に示した。

（2）油脂の調理特性

1）油脂味やテクスチャーの付与

油脂は食品や調味料に用いると，まろやかさや濃厚な風味が得られ，呈味物質としての役割をもつ。オリーブ油やごま油は精製していないため独特の香りがある。また，油脂はテクスチャーとしてなめらかさ，口当たりのやわらかさ，サクサク感などを付与する。

2）高温加熱媒体

油脂を使用した加熱調理は，水よりも高温（130〜200℃）の加熱が可能となる。また油脂は水の比熱の約1/2で，ほかの食品に比べて熱容量が小さく加熱速度がはやく熱効率がよい。

3）疎水性による付着防止

油脂をめん類にまぶしたりケーキ型に塗ったりして，食品同士や器具類と食品との付着を防ぐ。また，パンにバターを塗るなど，食品に水分がしみこむのを防止する。

4）可塑性

可塑性とは，外から加えられた力により自在に成型できる性質のことをいう。油脂全体に占める固体脂の割合である固体脂指数（SFI：solid fat index）と温度の影響を受け，

表 5-18　油脂の種類と特性

名　称	飽和脂肪酸	一価不飽和脂肪酸	多価不飽和脂肪酸	オレイン酸	リノール酸	リノレン酸	融点(℃)	特　徴・用　途
天然油 ダイズ油	14	23	57	24	53	8	−8〜−7	生産量・消費量最多
なたね油	6	57	31	59	22	11	−12〜0	キャノーラ種が主流
とうもろこし油	13	33	49	35	51	2	−15〜−10	でんぷん製造後の胚芽使用
オリーブ油	12	71	11	75	10	1	0〜6	特有の香りと色（黄緑色）
ごま油	14	37	43	39	45	1	−6〜−3	焙煎は香りが強い
サフラワー油	9	13	73	13	76	0	−5	酸化されやすい
綿実油	22	18	54	18	57	1	−6〜−4	風味がよく酸化されにくい
ひまわり油	10	18	67	19	70	1	−18〜−16	マーガリン，ショートニング用
落花生油	22	42	34	42	35	0	0〜3	味・香りがよい，品質安定
調合油 てんぷら油								大豆油，なたね油など，白絞（しらしめ）油ともいう
サラダ油								大豆油，なたね油などウィンタリング処理
調合ごま油								ごま油60％以上
天然油脂 パーム油（油ヤシ）	48	38	9	39	10	0	27〜50	マーガリン，ショートニング原料
カカオ脂	57	41	2	34	3	0	32〜39	菓子製造（チョコレート，ココア）
やし油（ココヤシ）	85	6	2	7	2	0	20〜28	コーヒー用クリーム，ラクトアイス
バター	51	21	2	25	3	1	28〜38	発酵，非発酵，無塩バター
豚脂（ラード）	40	46	10	43	10	1	28〜48	炒め物によい，風味とコクがある
牛脂（ヘッド）	46	46	3	43	3	0	40〜50	融点が高く温かいうちに食べる
加工油脂 マーガリン（ソフトタイプ）	18	32	27	41*	32	3		バターの代用，硬化油に乳化剤，香料，着色料など添加，水分を含む
ショートニング	34	49	6	32*	6	1		クッキーなどにショートニング性を与える。油脂量100％

*トランス型を含む

SFI は温度が上がると低位となり，下がると高値となる。 クッキー生地や折りパイの調製時は SFI が 15〜25 ％程度が操作がしやすいので，10 ％以下になり生地が柔らかくなりすぎたらしばらく冷却してから操作するとよい。

5) クリーミング性

　クリーミング性とは，固体脂を撹拌すると油脂の中に空気が細かい気泡として抱き込まれる性質をいう。細かい空気が入るとソフトな食感となる。バタークリームやホイップクリームの軽い口あたりの調整に関与し，バターケーキ類では細かく分散した気泡が熱膨張して，きめの整った膨化のよい仕上がりとなる。

6) ショートニング性

　ショートニング性とは，小麦粉に可塑性のある固体脂を添加して焼き上げた菓子にサクサクとしたテクスチャー（ショートネス）を与える性質をいう。パイやクッキーに加える油脂量が多いほどショートネスは高くなるのは，油脂が小麦でんぷんの膨潤糊化やグルテン形成を抑制するためである。

7) 乳化性

　混ざり合わない油脂と水は，乳化剤を添加することで，一方を他方に微粒子として分散させることができる。この混ざり合った状態を乳化（エマルション）という。水の中に油が粒子としてあると，水中油滴型（O/W型）エマルション（マヨネーズ，牛乳）と，

油のなかに水が粒子として分散している油中水滴型（W/O 型）エマルション（バター，マーガリンなど）がある。エマルションの型により，食味も影響される。O/W 型は，口中の水分ですぐに味を強く感じやすく，一方の W/O 型は油っぽい口あたりで，水に溶けにくく味の感じ方が弱い。最近では W/O/W 型（コーヒー用クリーム）や O/W/O 型（ホイップバタークリーム）の複合型エマルションも合成されている。

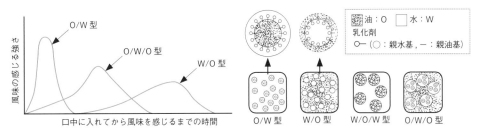

注）O/W 型（Oil in Water type）．W/O 型（Water in Oil type）

図 5-19　各種乳化クリームの風味の感じ方
（鹿山　光，『総合脂質化学』，恒星社厚生閣（1989））

（3）油脂の劣化と品質判定法

油脂は直射光，加熱調理，金属との接触により劣化する。劣化した油脂は粘度増加，着色，加熱時の発煙や白い泡の増加などの特徴が見られ，不快なにおいがしたり食味が悪くなる。特に不飽和脂肪酸量の多いものは，炭素鎖の二重結合の部位が不安定なため，酸素の存在により，自動酸化が進みやすい。酸化が進み，酸化重合をした油脂は健康上にも影響がある。油脂の劣化を表す化学的指標には酸化（AV : acid value），過酸化物価（POV : peroxide value），カルボニル価（COV : carbonyl value）などがある。

解説

(1) 食塩，しょうゆはこめの吸水を阻害するため浸漬後，炊く直前に加える。

(2) 炒飯は飯を炒めたもので，こめを炒め炊いたものはピラフである。

(3) すし飯は飯が熱いうちに合わせ酢を加え，急速にさまし，つやを出す。

(4) もち米の炊きあがり重量は1.6～1.9倍であり，うるち米は2.2～2.4倍でうるち米の方が高い。

(5) うるち米の加水率の基本は，重量の1.5倍，容量の1.2倍である。

解説

(1) 油脂は疎水性であるため水とたんぱく質の接触を抑え，グルテンの形成を阻害する。

(3) バッターとは，小麦粉に水を100～400％加えた流動性のある生地である。50％程度のものをドウという。

(4) 天ぷら衣にはグルテンが少ない薄力粉を用いる。

(5) 褐色ルウはでんぷん粒の一部がデキストリン化して粘度が低くなる。

解説

b 山菜のアク抜きには重曹，木灰などアルカリ性の溶液でゆでる。

c じゃがいもは牛乳で煮ると，じゃがいも中のペクチンと牛乳のカルシウムイオンが結合し，硬化が起こる。

章末問題

問1 こめの調理に関する記述である。正しいのはどれか。

(1) 味付け飯の食塩，しょうゆの添加は浸水時におこなう

(2) 炒飯はこめを炒め炊いたものである

(3) すし飯の合わせ酢は白飯が冷めてからかける

(4) もち米の炊き上がり重量はうるち米より多い

(5) うるち米の加水量は米重量の1.5倍である

問2 小麦粉の調理についての記述である。正しいのはどれか。

(1) 油脂はグルテンの形成を促進する

(2) 折りたたみパイは生地内部に発生した水蒸気圧や空気の膨張によって膨化する

(3) バッターとは小麦粉に小麦粉重量の水50％を加えた生地である

(4) 天ぷら衣は中力粉を使うと軽い衣となる

(5) 褐色ルウの方が白色ルウより粘度が高い

問3 植物性食品の調理に関する記述である。正しいものの組み合わせはどれか。

a りんごの褐変防止のため塩水につける

b 山菜はアク抜きにため酢水でゆでる

c じゃがいもは牛乳の方が水で煮るよりも軟らかくなる

d 青菜をゆでるとき，ふたはしない

(1) aとb (2) aとc (3) aとd (4) bとc

(5) bとd

解答

問1 (5) 問2 (2)

問3 (3)

問4　肉類の調理による変化の記述である。正しいのはどれか。
(1)　しょうが汁の利用により，肉質は硬化する。
(2)　牛肉や馬肉の赤色が強いのは，ヘモグロビンが多いためである。
(3)　ひき肉の結着性を増加させるために，砂糖を加える。
(4)　肉基質たんぱく質は，長時間の加熱でゼラチン化する。
(5)　塩で下味をつけると，肉は硬くなる。

解説
(1)　しょうが汁に肉を浸漬させると，肉軟化の効果がある。
(2)　牛肉や馬肉にはミオグロビンの量が多いため，赤色が強い。
(3)　ひき肉の結着性を増加させるためには，塩を加える。
(5)　塩で下味をつけておくと，肉の保水性が増し，加熱後の重量損失が少ない。

問5　鶏卵の調理性に関する記述である。正しいのはどれか。
(1)　泡立てた卵白の安定性は，砂糖によって増加する。
(2)　卵白より卵黄のほうが，凝固し始める温度が低い。
(3)　マヨネーズは，卵白で油を乳化させたものである。
(4)　だし汁で希釈した場合，卵液濃度15％で熱凝固する。
(5)　卵白は，低温ほど起泡性が高い。

解説
(2)　卵白は約60℃で凝固しはじめ，約80℃で凝固する。卵黄は約65℃で凝固しはじめ，75～80℃で凝固するため，卵白の方が凝固しはじめる温度は低い。
(3)　卵黄には親水性の乳化剤であるレシチンを含む。
(4)　だし汁で卵液を希釈した茶碗蒸しは，卵液濃度20～25％で熱凝固する。
(5)　卵白の起泡性は，温度が高い方が表面張力が下がるため泡立ちやすい。

問6　成分抽出素材に関する記述である。正しいのはどれか。
(1)　でんぷんは糊化後50％程度の水分を保つと，低温でも老化しにくくなる。
(2)　ゼラチンを用いたゼリーではパイナップルは，生も缶詰も凝固を阻害する。
(3)　高メトキシルペクチンはカルシウムイオンによりゲル化する。
(4)　κ-カラギーナンには耐凍性があるため冷凍保存が可能である。
(5)　オリーブオイルに含まれる不飽和脂肪酸は，リノール酸の割合が一番高い。

解説
(1)　糊化後，低温なら水分15％程度にするのが老化防止となる。
(2)　缶詰は加熱処理してプロテアーゼが失活しているので固まる。
(3)　高メトキシルペクチン⇒低メトキシルペクチン
(5)　リノール酸⇒オレイン酸

┌─ 解　答 ─────────┐
│ 問4　(4)　　問5　(1) │
│ 問6　(4) │
└──────────────┘

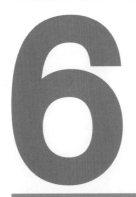

食事設計と献立構成

　食生活とは人の生活の内で食事に関する分野をいい，食事とは生命を維持するために食べ物を食べることであり，食べ物とは多様な食材を栄養のバランスや嗜好性，安全性，経済性，機能性などを考えて組み合わせ，調理操作を施したものである。

　食事には生理的な面と精神的な面があり，それらの織りなす日々が人間生活の原点となり，生きる楽しみともなっている。

　前者は，食物摂取によって自らの健康を維持，増進し，活力に満ちた豊かな人生を送る源であり，生命のつながり，すなわち，健全な子孫や民族の繁栄をもたらしている。

　後者は，人の心を育て，時には心をいやし，憩いをもたらし，家族や友人，様々な人との絆を深め，人間関係の基盤となると同時に，社交，政治，外交などのコミュニケーションの媒体ともなっている。

　人が適切な食べ物を摂取していくことを栄養といい，摂取する物質を栄養素という。

　健全な食生活を維持するためには，食品の種類と量を適切に選択し，栄養のバランスを考えてそれらを組み合わせ，安全性，嗜好性，経済性，さらに調理の諸条件をも考慮し，併せて，地域社会の特性や食文化，環境保全にも配慮して食事設計を立てることが必要である。

（1）食事設計とは

　食事設計とは，喫食者にとって望ましい食事を提供するための食事計画である。しかし，個々人で身体状況，身体活動レベル，栄養状態などに違いがあり，エネルギー必要量や栄養素量は当然異なってくる。日本人の食事摂取基準（2020年版）（以下「食事摂取基準」という）では，給食施設における食事計画の立案に際して，同一内容の食事を集団全体に提供するのではなく，すべての利用者に対して，適切な許容範囲での食事提供を求めている。

　この課題を達成するためには，対象者の把握，栄養アセスメント，栄養目標量の設定，献立作成，調理，供食，評価，目標量の再設定という一連のサイクルで進めることが必要

である（図6-1）。

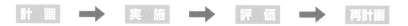

◆個々人の身体状況，身体活動レベル，栄養状態，生活状況の把握
◆日本人の食事摂取基準，食生活指針，食事バランスガイドの理解と活用
◆食材，献立，調理・加工，盛り付け・供食などに関する知識と技能

　対象者の把握，栄養アセスメント，栄養目標量の設定，食品構成・献立作成，食品の選択，調理，供食，評価，目標量の再設定という一連のサイクルで進める

図6-1　食事設計の基本

　すなわち，正しい食事計画は食生活への指針でもあり，設計の際には，喫食者の生活環境，健康状態，嗜好，年齢，性別なども充分考慮し，対象者に応じて適切に行うことが大切である。また，日々の食事の積み重ねが食生活であり，理論的に組み立てるだけではなく，喫食者の日常生活にも抵抗なく受け入れられる内容でなければならない。

（2）食事の基本要素

　人がおいしいと思う食事が必ずしも身体に良いとは限らず，また，人間が必要とするすべての栄養素を過不足なく含む食品は自然界からは得られない。

　それ故，喫食者に最も適した栄養素を供給するためには様々な食品をバランス良く組み合わせた食事設計が必要であり，これは対象者にとって健康を保持，増進し，心豊かな人生を送るための基本指針ともなる。

　母子共に健康であり，産まれた子どもは健やかに育ち，成人は健康でよく働き，高齢者は元気で長生きできる，すなわち，個々人の成長に応じて心身共に健康で活動的な生活を送ることのできる食事内容でなければならない。当然，栄養的にも生理的にも理にかなった食事設計であり，また，個々人の嗜好にも応じ，毎日食べても飽きず，季節や環境に適応していることも大切である。このように，食生活や食事には，広範にわたる社会的・文化的・精神的・環境的・経済的要因など，さらに，個人にかかわる健康の概念，生活リズム，栄養機能，調理操作など，様々な要素が複雑に絡んでいる。

6-2　食品群

　食品は多種多様であり，食品学では生産様式から農産食品，畜産食品，水産食品などに，原料の起源から動物性食品，植物性食品，微生物利用食品などに分類されている。

　一方，調理学や栄養学では含まれている主要栄養素を基に，三色食品群，六つの基礎食品，四つの食品群，18食品群などに分けられている。これは食品を成分によって分類したものであり，それぞれの群の食品を適当量摂取すると食事摂取基準を満たすように作ら

れている。

　栄養素を基に食品を分類することによって消費者が栄養素のバランスを考えつつ容易に献立作成ができるように，また，その際に食品を容易に組み合わせられるように配慮したものである。

（1）三色食品群

　1952（昭和27）年に広島県技師岡田正美氏によって考案され，社団法人栄養改善普及会近藤とし子氏が普及に努めた。食品を栄養素の働きを連想し易い，赤色，黄色，緑色の3群に分けたもので，毎食，各群から2種類以上の食品を摂ればバランスのとれた食事になるよう考案されている（表6-1）。簡単で分かり易く初歩的な栄養指導に利用される。

表6-1　三色食品群

赤　群	黄　群	緑　群
魚・肉・豆類・乳・卵	穀物・砂糖・油脂・いも類	緑黄色野菜・その他の野菜（淡色野菜）・海藻・きのこ
たんぱく質，脂質，ビタミンB，カルシウム	炭水化物，ビタミンA，ビタミンD，ビタミンB₁，脂質	カロテン，ビタミンC，カルシウム，ヨード
血や肉をつくるもの	力や体温となるもの	からだの調子をよくするもの

（2）六つの基礎食品

　1958（昭和33）年に厚生省保健医療局によって栄養教育の教材として作成され，1981（昭和56）年に改定された。

　含まれる栄養素の種類によって食品を1群から6群に分類し，毎日摂取しなければならない栄養素とそれを多く含む食品とを組み合わせて示している。この1群と2群は3色食品群の赤色に，3群と4群は緑色に，5群と6群は黄色にほぼ対応している（表6-2）。

　各群から2〜3種類の食品を摂ると必要な栄養素をバランス良くとることができる。

　年齢区分別，性別に，1群から6群の食品について1日当たりの摂取量の目安が重量で示されている（表6-3）。

表6-2　六つの基礎食品群

食品群	食　品	栄養素	働　き
1　群	魚・肉・卵　大豆・大豆製品	たんぱく質　ビタミンB₂，脂質	からだをつくる　骨や筋肉をつくる　エネルギー源となる
2　群	牛乳・乳製品　海藻・小魚類	カルシウム，たんぱく質　ビタミンB₂，ヨウ素	骨・歯を作る　体の各機能を調節する
3　群	緑黄色野菜	カロテン（ビタミンA）　ビタミンC	皮膚や粘膜の保護　体の各機能を調節する
4　群	その他の野菜（淡色野菜）果物	ビタミンC　カリウム	体の各機能を調節する　体内のナトリウムを調整する
5　群	穀類（米・パン・麺）・いも類　砂糖（菓子類なども含む）	炭水化物，ビタミンB₁	エネルギー源となる　体の各機能を調節する
6　群	脂肪の多い食品（マヨネーズ・ドレッシングなど）	脂質，ビタミンD	エネルギー源となる

表6-3　六つの食品群別摂取量のめやす（年齢別）

（単位：g／日）

年齢(歳)	性別	1群 卵,肉,魚,大豆	2群 牛乳,乳製品	3群 緑黄色野菜	4群 その他の野菜,果物	5群 米,パン,麺,いも,砂糖	6群 油脂
6	男	180	400	70	320	310	15
	女	160	400	70	320	280	15
7	男	200	400	70	320	330	15
	女	190	400	70	320	290	15
8	男	230	400	70	320	340	15
	女	220	400	70	320	300	15
9	男	240	400	70	320	360	15
	女	240	400	70	320	320	15
10	男	250	400	80	400	360	15
	女	260	400	80	400	340	15
11	男	280	400	80	400	380	20
	女	280	400	80	400	360	20
12	男	310	400	80	400	400	20
	女	300	400	80	400	380	20
13	男	310	400	80	400	440	25
	女	300	400	80	400	390	25
14	男	310	400	80	400	470	30
	女	290	400	80	400	390	25
15	男	310	400	80	400	490	35
	女	280	400	80	400	390	30
16	男	310	400	80	400	500	35
	女	270	400	80	400	380	20
17	男	300	400	80	400	500	35
	女	270	400	80	400	380	20
18	男	300	400	80	400	500	30
	女	240	400	80	400	380	20
19	男	280	400	80	400	500	30
	女	230	400	80	400	380	15
20	男	260	400	80	400	500	25
	女	230	400	80	400	370	15
30	男	250	300	80	400	500	25
	女	230	300	80	400	360	15
40	男	240	300	80	400	480	20
	女	220	300	80	400	360	15
50	男	240	300	80	400	450	15
	女	220	300	80	400	350	15
60	男	230	300	80	400	400	15
	女	210	300	80	400	320	10
70	男	230	300	80	400	340	15
	女	200	300	80	400	290	10
80	男	230	300	80	400	290	10
	女	200	300	80	400	230	10

1群は，卵1個（50 g）をとり，残りを肉：魚：大豆・大豆製品＝1：1：1にわける。2群は牛乳50 gの代替品としてカルシウム50 mg相当の食品を用いる。チーズ10 g，ヨーグルト50 g，しらすぼし10 g，ひじき5 g，ほしわかめ5 gなど（高齢者の場合はスキムミルク5 gがよい），4群は400 gの場合，その他の野菜250 g，果物150 gとする。5群はいも50 g，砂糖30 gを含む。甘味飲料200 mLは穀類30 gに相当する。油脂は主に植物油をとる。1日に摂取する食品の種類は25～30種とする。
（相坂浩子，渋川祥子，渡辺薫，金子佳代子，福場博保：日本家政学会誌，41（11）1091-1101（1990））

（3）四つの食品群

　1961（昭和36）年に女子栄養大学学長香川綾氏によって考案された。栄養成分の特徴により1群から4群の四つの食品群に分類されている。当時の食生活に普遍的に不足している栄養素を補充して完全な食事とするため，牛乳と卵を第1群におき，他の栄養素の働きの特徴からさらに3つの群に分けている。食事摂取基準に見合う献立を簡単につくるこ

とができる（表6-4）。目安として，四つの食品群の食品構成が，年齢別，性別，身体活動レベル別に1人1日当たりの重量で示されている（表6-5，6-6，6-7）。

表6-4　四つの食品群

食品群	食品	栄養的役割	栄養素
第1群	乳・乳製品 卵	栄養を完全にする	良質たんぱく質，脂質，ビタミンA，ビタミンB$_1$，ビタミンB$_2$，カルシウム
第2群	魚介・肉 豆・豆製品	血や肉をつくる	良質たんぱく質，脂質，カルシウム，ビタミンA，ビタミンB$_1$，ビタミンB$_2$
第3群	野菜 いも類 果物	からだの調子をよくする	カロテン（ビタミンA），ビタミンC，ビタミンB$_1$，ビタミンB$_2$，ミネラル，食物繊維
第4群	穀類 砂糖 油脂 その他嗜好品	力や体温となる	糖質，たんぱく質，脂質

表6-5　四つの食品群の年齢別・性別・身体活動レベル別食品構成（身体活動レベルⅠ　低い）

（1人1日当たりの重量＝g）

年齢 （歳）	性別	第1群			第2群		第3群			第4群		
		牛乳	乳製品	卵	魚介・肉	豆・豆製品	野菜	いも	果物	穀類	油脂	砂糖
6～7	男	300		30	80	60	270	60	150	170	10	5
	女	250		30	80	60	270	60	150	150	10	5
8～9	男	330		50	100	60	300	60	150	210	10	10
	女	330		50	80	60	300	60	150	180	10	10
10～11	男	350		50	100	80	300	100	200	260	15	10
	女	350		50	100	80	300	100	200	230	15	10
12～14	男	400		50	140	80	350	100	200	310	20	10
	女	350		50	120	80	350	100	200	280	20	10
15～17	男	400		50	140	80	350	100	200	360	25	10
	女	330		50	120	80	350	100	200	270	20	10
18～29	男	300		50	140	80	350	100	200	330	20	10
	女	250		50	100	80	350	100	200	200	15	10
30～49	男	250		50	140	80	350	100	200	330	20	10
	女	250		50	100	80	350	100	200	220	15	10
50～69	男	250		50	140	80	350	100	200	290	20	10
	女	250		50	100	80	350	100	200	200	15	5
70以上	男	250		50	120	80	350	100	200	240	15	10
	女	250		50	80	80	350	100	200	180	15	5
妊娠初期	女	250		50	100	80	350	100	200	220	15	10
妊娠中期	女	250		50	120	80	350	100	200	270	15	10
妊娠後期	女	250		50	150	150	350	100	200	290	15	10
授乳婦	女	250		50	150	150	350	100	200	260	15	10

1）野菜はきのこ，海藻を含む。野菜の1/3以上は緑黄色野菜でとることとする。
2）エネルギー量は，「日本人の食事摂取基準（2015年版）」の参考表・推定エネルギー必要量の約55％の割合で構成してある。各人の必要に応じて適宜調整すること。
3）食品構成は「日本食品標準成分表2010」で計算。
（表6-5～表6-7は，女子栄養大学出版部—食と健康　暮らしのレシピ—http://www.eiyo21.com/imformation/detail00142.shtml）

表 6-6 四つの食品群の年齢別・性別・身体活動レベル別食品構成（身体活動レベルⅡ　ふつう）

(1人1日当たりの重量＝g)

年齢 （歳）	性別	第1群		第2群		第3群			第4群		
		牛乳,乳製品	卵	魚介・肉	豆・豆製品	野菜	いも	果物	穀類	油脂	砂糖
1〜2	男	250	30	60	40	180	50	100	110	5	3
	女	250	30	50	35	180	50	100	100	5	3
3〜5	男	250	30	60	60	240	60	150	170	10	5
	女	250	30	60	60	240	60	150	150	10	5
6〜7	男	300	50	80	60	270	60	150	200	10	10
	女	250	50	80	60	270	60	150	180	10	10
8〜9	男	330	50	120	80	300	60	200	240	15	10
	女	330	50	80	80	300	60	200	220	15	10
10〜11	男	350	50	140	80	350	100	200	300	20	10
	女	350	50	100	80	350	100	200	280	20	10
12〜14	男	400	50	160	100	350	100	200	360	25	10
	女	350	50	120	80	350	100	200	340	25	10
15〜17	男	400	50	160	100	350	100	200	420	30	10
	女	330	50	120	80	350	100	200	320	25	10
18〜29	男	300	50	140	80	350	100	200	400	30	10
	女	250	50	100	80	350	100	200	260	20	10
30〜49	男	250	50	140	80	350	100	200	400	30	10
	女	250	50	100	80	350	100	200	270	20	10
50〜69	男	250	50	140	80	350	100	200	370	25	10
	女	250	50	100	80	350	100	200	260	15	10
70以上	男	250	50	120	80	350	100	200	320	20	10
	女	250	50	100	80	350	100	200	220	15	10
妊娠初期	女	250	50	100	80	350	100	200	280	20	10
妊娠中期	女	250	50	150	80	350	100	200	310	20	10
妊娠後期	女	250	50	150	150	350	100	200	350	20	10
授乳婦	女	250	50	150	150	350	100	200	320	20	10

表 6-7 四つの食品群の年齢別・性別・身体活動レベル別食品構成（身体活動レベルⅢ　高い）

(1人1日当たりの重量＝g)

年齢 （歳）	性別	第1群		第2群		第3群			第4群		
		牛乳,乳製品	卵	魚介・肉	豆・豆製品	野菜	いも	果物	穀類	油脂	砂糖
6〜7	男	300	50	110	60	270	60	150	240	10	10
	女	300	50	110	60	270	60	150	220	10	10
8〜9	男	330	50	140	80	300	60	200	280	20	10
	女	330	50	110	80	300	60	200	260	15	10
10〜11	男	350	50	160	100	350	100	200	350	20	10
	女	350	50	120	100	350	100	200	340	20	10
12〜14	男	400	50	180	100	350	100	200	430	25	10
	女	400	50	140	100	350	100	200	400	25	10
15〜17	男	400	50	180	100	350	100	200	470	35	20
	女	330	50	140	100	350	100	200	370	25	10
18〜29	男	300	50	170	100	350	100	200	460	35	20
	女	250	50	100	100	350	100	200	310	25	10
30〜49	男	300	50	170	100	350	100	200	460	35	20
	女	250	50	100	100	350	100	200	330	25	10
50〜69	男	300	50	140	100	350	100	200	420	30	10
	女	250	50	100	100	350	100	200	320	20	10
70以上	男	250	50	120	100	350	100	200	380	25	10
	女	250	50	100	100	350	100	200	270	20	10
授乳婦	女	250	50	150	150	350	100	200	380	25	10

（4）18食品群

日本食品標準成分表に掲載されている食品群である。1穀類，2いも及びでん粉類，3砂糖及び甘味料，4豆類，5種実類，6野菜類，7果実類，8きのこ類，9藻類，10魚介類，11肉類，12卵類，13乳類，14油脂類，15菓子類，16し好飲料類，17調味料及び香辛料類，18調理済み流通食品類，の18に分類されている。

6-3 食事バランスガイド

2005（平成17）年に厚生労働省と農林水産省より策定された。健康の維持・増進のために喫食者自身が望ましい食事のバランスを考えることができるよう，わかりやすくイラストで示されている。1日に何をどれくらい食べたらよいかを「主食」「副菜」「主菜」「牛乳・乳製品」「果物」の料理区分で示されている。

摂取量は料理を1つ（SV：サービング）の単位で料理例がイラストで記載されているため，視覚から食べる量を考えることができる。図6-2は対象者が成人向けの2,200 ± 200 kcal の料理のイラストである。コマは食事のバランスが悪いと倒れてしまうことを表している。国民が食事の摂取量や栄養のバランスなどについて評価ができるよう，健康的な食生活の啓発を目指している。

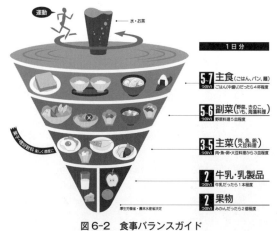

図6-2　食事バランスガイド

6-4 食品構成

食品構成とは，給与栄養量を充たすためにどの食品群からどのくらい摂取すればよいかを食品群別に示したものである。

　いいかえれば，類似した栄養成分を食品群ごとに使用目安量として示したもので，献立作成時にこの目安量をもとに食品の使用量を決定していく。

　食品群については，「日本食品標準成分表（2020年版　八訂）」では18食品群に分類されており，国民健康栄養調査で使用されている。この他にも前述の三色食品群，四つの食品群，六つの食品群がある（前掲6-2参照）。

　食品構成は，献立や栄養管理の重要な評価の指標となるので，施設ごとで喫食者の食事摂取基準にあわせて作成する。また，食品群の分類も栄養報告書等に準じるのが望ましい。

　各食品群の栄養成分は食品群別荷重平均栄養成分値として，施設ごとに毎年，作成するのが理想的である。

6-4-1　食品構成の作成

　食品構成の作成方法はいくつかあるが，例として栄養比率を用いて作成する。

　栄養比率については「日本人の食事摂取基準（2020年版）」のエネルギー産生栄養素バランス（％エネルギー）を参考にする。

〈エネルギー産生栄養素バランスの食事摂取基準（％エネルギー）〉

性別	男性				女性			
	目標値[1,2]				目標値[1,2]			
年齢等	たんぱく質[3]	脂質[4]		炭水化物[5,6]	たんぱく質[3]	脂質[4]		炭水化物[5,6]
		脂質	飽和脂肪酸			脂質	飽和脂肪酸	
0〜11（月）	―	―		―	―	―		―
1〜2（歳）	13〜20	20〜30	―	50〜65	13〜20	20〜30	―	50〜65
3〜5（歳）	13〜20	20〜30	10以下	50〜65	13〜20	20〜30	10以下	50〜65
6〜7（歳）	13〜20	20〜30	10以下	50〜65	13〜20	20〜30	10以下	50〜65
8〜9（歳）	13〜20	20〜30	10以下	50〜65	13〜20	20〜30	10以下	50〜65
10〜11（歳）	13〜20	20〜30	10以下	50〜65	13〜20	20〜30	10以下	50〜65
12〜14（歳）	13〜20	20〜30	10以下	50〜65	13〜20	20〜30	10以下	50〜65
15〜17（歳）	13〜20	20〜30	8以下	50〜65	13〜20	20〜30	8以下	50〜65
18〜29（歳）	13〜20	20〜30	7以下	50〜65	13〜20	20〜30	7以下	50〜65
30〜49（歳）	13〜20	20〜30	7以下	50〜65	13〜20	20〜30	7以下	50〜65
50〜64（歳）	14〜20	20〜30	7以下	50〜65	14〜20	20〜30	7以下	50〜65
65〜74（歳）	15〜20	20〜30	7以下	50〜65	15〜20	20〜30	7以下	50〜65
75以上（歳）	15〜20	20〜30	7以下	50〜65	15〜20	20〜30	7以下	50〜65
妊婦　初期					13〜20			
中期					13〜20	20〜30	7以下	50〜65
後期					15〜20			
授乳婦					15〜20	20〜30	7以下	50〜65

※1 必要なエネルギー量を確保した上でのバランスとすること。
※2 各栄養素の範囲に関しては、おおむねの値を示したものであり、弾力的に運用すること。
※3 65歳以上の高齢者について、フレイル予防を目的とした量を定めることは難しいが、身長・体重が参照体位に比べて小さい者や、特に75歳以上であって加齢に伴い身体活動量が大きく低下した者など、必要エネルギー摂取量が低い者では、下限が推奨量を下回る場合があり得る。この場合でも、下限は推奨量以上とすることが望ましい。
※4 脂質については、その構成成分である飽和脂肪酸など、質への配慮を十分に行う必要がある。
※5 アルコールを含む。ただし、アルコールの摂取を勧めるものではない。
※6 食物繊維の目標量を十分に注意すること。

（日本人の食事摂取基準（2020年版））

作成の手順

1. 喫食対象者の給与エネルギー量を決定する（食事摂取基準参考）。
2. 穀類の摂取量を決定する。
3. たんぱく質の摂取量を決定する（動物性，植物性）。
4. いも類，野菜類，藻類，果実の摂取量を決定する。
5. 脂質目標量から油脂類の摂取量を決定する。
6. 砂糖類の摂取量を決定する。

6-4-2　献立作成条件と手順

1）献立作成の条件

健康でこころ豊かな食生活を送るために，食事計画は大切である。どのような食材をどのように調理し，さらに安全で栄養効果のある食べ物に作りあげるためには，喫食者，食材，調理環境，経済性など様々な方向からのアプローチが必要である。

献立作成は喫食者に日々安全でおいしい食事を提供し，喫食してもらうための要である。

1. 対象者の把握

    対象者の年齢，性別，嗜好，食習慣，食行動，健康や栄養の状況等を把握する。

2. 栄養必要量の把握

    食事摂取基準を参考にして，対象者に必要な給与栄養量を把握する。

3. 食事摂取基準にあわせた食品構成

    必要な栄養量を摂取するために，どのような食品をどのくらい摂取したらよいかの目安を把握するために食品構成を作成する。

4. 食品成分表の理解

    献立作成のため必要な，栄養素を算出するために食品成分表を理解する。

5. 食材の確保

    使用する食品の種類は膨大であるので，保管方法や品質保持に留意した発注が必要である。

6. 食材経費

    1食に使用できる食材費や食品の単価などを把握し，効率よく食品を購入する。

7. 調　理

    調理施設・設備の状況，保有食器の種類，調理担当者の人数，調理時間，調理技術などを総合して把握する。

8. 衛生管理

    献立作成の段階から，安全な食事を提供するための作業工程に配慮が必要である。さらに喫食する食卓の環境への配慮も重要である。献立作成の手順は，表6-8と表6-9に示した。

表6-8 献立作成の方法

1. 給与栄養量を決定	・食事摂取基準から喫食者に合わせて算出する。
2. 食品構成の作成	・荷重平均栄養成分表を作成する。
3. 献立を作成する	・1日3食のバランスがとれている。栄養素量が確保されている。 ・喫食者の嗜好や季節感に配慮されている。 ・食品，味，調理法に重複がない組み合わせになっている。 　（五味，五法を基本とする） ・材料の安全性，衛生面や経済性に配慮されている。
4. エネルギー・栄養素量を計算する	・作成した献立のエネルギー量や栄養素量について過不足を確認し，調整する。

表6-9 1食の献立作成の方法

		主な栄養素	料理例
①	主食の決定	糖質	白飯・麺類・トーストなど
②	主菜の決定	たんぱく質・脂質	焼き魚・鶏照り焼き・ぎせい豆腐など
③	副菜の決定	ビタミン ミネラル 食物繊維	ふろふき大根・ポテトサラダ・ 野菜炒め・かぼちゃの煮物など
④	副菜の決定	〃	ほうれんそうのお浸し きゅうりの酢の物・漬物など
⑤	汁物の決定	〃	みそ汁・清まし汁 コンソメスープなど
⑥	デザートなどの決定	ビタミン ミネラル・糖質	果物・菓子・ゼリーなど

6-5 食事様式

　食事は，食べ物の命をいただきそれを感謝して食するという営みで，長い歴史の中で今日まで変わることなく続けられてきている。さらに食事は，食べ物を準備し，食べる人が生活の中に融合しつつ，伝承されてきたものでもある。

　世界には多くの民族がおり，食習慣は異なるが，人々は住んでいる地域や環境に合わせて，独自の食文化を作り上げてきた。

　食べることは，歴史に培われた食文化を大切にし，マナーや食卓構成を考慮して，もてなすことであると同時に，食生活のQOLを高め，健康の維持・増進へと繋がる大切な行為でもある。

　供食はもてなしの心を大切にし，料理の形式や献立構成などを考慮して食事設計をすることにより一層豊かな食卓になる。

　ここでは，代表的な料理形式として，日本料理，中国料理，西洋料理について，特徴と献立構成について述べる。

（1）日本の食事様式

日本料理は大陸から入ってきたものもあるが，国土が海に囲まれているために海産物や，農作物など，四季折々に豊富な種類を利用してきた。

1）日本料理の特徴

① 料理，盛り付け，器などに季節感があり，目で楽しむ料理である。

② 米（穀類）を主食として，おかず（主菜・副菜），汁物の一汁三菜が基本である。

③ 主菜は魚，肉，大豆製品，卵などが使用され，魚介類の生食も多い。

④ 野菜料理は煮る，焼く，蒸す，揚げる，炒めるなどの調理法が豊富である。

⑤ みそ，しょうゆ，漬物，納豆など発酵食品を利用する。

⑥ 五味の1つである，「うま味」（こんぶ，かつお，しいたけなど）を利用する。

⑦ 味付けは素材の味を活かした料理が多い。

⑧ 基本的に料理は1人分の器に盛り付ける。

2）日本料理の食事形態

ⅰ）精進料理

鎌倉時代に普及した禅宗などの影響を受け，精進料理が広まった。仏事の食事として寺院から広まった調理法は，一般庶民へと伝わった。食材は野菜や豆類が主に使われ，調理法で味付けが工夫されていた。

ⅱ）本膳料理

鎌倉時代までは簡素な食事形態であったが，室町時代には公家社会の影響を受けて，形式を重視するようになり，本膳料理が出来上がった。一般庶民の食生活はまだ貧しかったが，商業などと共に食生活も豊かになってきた（図6-3，表6-11）。

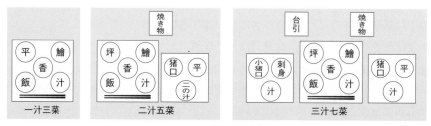

図6-2　本膳料理の配置

（吉松藤子他，『調理』，同文書院（2000）；渋川祥子他，『ネオエスカ調理学』，同文書院，p.14 を参考にした）

表　6-11　本膳料理の献立構成（二汁五菜）

構　成		内　容
本　膳（一の膳）	一の汁	みそ仕立て
	なます（鱠）	魚介の酢の物，刺身
	坪	深めの蓋つきの器に蒸し物，煮物なども少量
	香の物	2～3種の漬物
	飯	白飯
二の膳（焼き物膳）	二の汁	すまし仕立て
	平	平たい蓋つきの器に魚，野菜の煮物を3～5種
	猪口	浸し物，和え物
	焼き物	正式には姿焼き

iii）懐石料理

　安土・桃山時代になり，茶の湯文化が完成したのに伴い，茶会の席の食事として出されたものである。本来は禅宗が寒い時期に空腹をしのぐために温石を懐にいれたことから，軽いもてなしの食事である。茶道では薄茶のあと濃茶をいただく前に，供される。

　始めは，折敷に飯（一文字），汁，向付が出され，その後に椀盛り，焼物，強肴，小吸物，八寸，香の物，湯桶，と供される。椀盛りと小吸物のほかは人数分の料理が1つの器に盛られ，向付の器に取り分けて食するため，合理的である。食材は季節感を大切に少量盛り付けられる。懐石料理の食事の作法は，今日の食事作法にも継承されている。（図6-4，表6-12）。

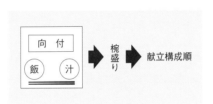

図6-4　懐石料理の配置

表6-12　懐石料理の献立構成

構　成	内　容
向付け	刺身や酢の物
汁	みそ仕立て
飯	白飯（一文字に盛る）
椀盛り	野菜，大豆製品の煮物
焼　物	魚介の焼物，揚げ物
強肴（預け鉢）	その日の主人のこころ入れとしてすすめる
箸洗い（小吸い物）	淡白な吸い物
八　寸	海のもの山のものを八寸四方の杉生地の器に2～3種盛る
湯　桶	おこげに湯を加えうすく塩味をつける
香の物	季節の漬物

iv）会席料理

江戸時代の末頃に，酒宴の料理として始まった。これまでの本膳料理や懐石料理の形態を取り入れ，さらに食事を楽しむための形態が作られた。

膳には杯，前菜，向付が出され，その後に椀，焼物，煮物，和え物，止め椀，香の物，飯と供され，盛りつけは一人分の器に盛られる。献立構成は 5 品献立，7 品献立，9 品献立等と表され，前菜から止め椀までは奇数献立である。この会席料理の形式は今日，宴席の日本料理として継承されている（図 6-5，表 6-13）。

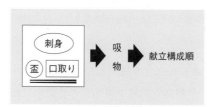

図 6-5　会席料理の配置

表 6-13　会席料理の献立構成

構　成	内　容
口取り（前菜）	お通し，突き出し，先付ともいう。酒の肴として，珍しい山海のものを 2〜3 種類盛る
刺し身（向付）	刺身や酢の物が盛られる
吸い物	すまし仕立て
焼き物	魚，肉などの焼き物料理
煮　物	主に野菜で獣鳥肉類を添えた煮物
和え物	酢の物，和え物，浸し物
止め椀	みそ仕立て，飯と香の物と同時に供される
水菓子	果物や甘味

v）現代の日常食

日本人の日常的な食事は長い歴史の中で，こめ（穀類）を中心に魚（肉），野菜，豆類，海藻などを食べてきた。これは主食，主菜，副菜で構成された日本型食生活の原型ともいうべき食文化の継承である（図 6-6，表 6-14）。

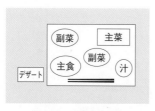

図 6-6　日常食の配置

表 6-14　日常食の献立構成

主　食	飯，麺類，パンなど
主　菜	魚料理，肉料理，豆腐・卵料理
副　菜	野菜料理
副　菜	野菜料理
汁　物	みそ汁，スープなど
デザート	果物，菓子など

（4） 中国の食事様式

中国料理は，古い歴史と豊かな文化のなかで生み出されてきた料理である。

広い国土を有するために，気候，風土が異なり，料理の特徴も各地方により特色ある料理が発達してきた。揚子江を境にして，北方系と南方系の料理に分けられる（表6-15）。

表6-15 中国の食事様式

分　類	味付けの特徴	代表的な料理	
北方系	味が濃く塩辛い	北京料理	北京ダック
南方系	材料の味を活かす味付け	広東料理	八宝菜，フカヒレスープ
東方系	まろやかな味付け	上海料理	東坡肉，ワンタン
西方系	辛い味付け	四川料理	棒々鶏，麻婆豆腐，担々麺

1）中国料理の特徴

① 多種多様な材料を用い，経済的にも合理的な手法である。

② 乾燥や塩蔵など加工した食材を使って調理する。

③ 粉（米粉，小麦粉など）を使用した料理が多い。

④ 油通しという調理法を取り入れ，しょうゆ，みそ，酢などで短時間に調味する。

⑤ 盛り付けは基本的に大皿盛りである。

⑥ 調理器具，食器の種類に無駄がなく，合理的である（図6-7）。

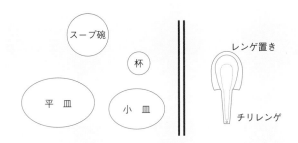

図6-7 食器の配列

表6-16 献立構成

【菜単】
チェヌツァイ
前 菜　冷葷（冷たい前菜），熱葷（温かい前菜）
ダージェヌ
大 件　炒 菜（炒め物料理）
　　　　煎 菜（油焼き料理）
　　　　炸 菜（揚げ物料理）
　　　　蒸 菜（蒸し物料理）
　　　　煨 菜（煮込み料理）
　　　　烤 菜（直火焼き料理）
　　　　湯 菜（スープ料理）
テン シン
点 心　鹹 菜（麺，餃子など），甜菜（甘い菓子や果物）

（5）西洋の食事様式

　フランス料理を中心とした欧米料理の総称である。欧米でもそれぞれの気候風土によっ
て，料理にも特徴がある。

1）西洋料理の特徴

① 香辛料や香味野菜を使用して，料理の香りを大切にする。

② 塩，こしょうを上手に使い，工夫されたソースの味を活かした料理である。

③ 乳，乳製品，卵，獣鶏肉類，油脂を使った料理が多い。

④ 酒類の種類が豊富で，料理に適した酒を用い，料理の風味を一段とよくする。

⑤ オーブン料理が多い。

⑥ 盛り付けは基本的に大皿盛りである（図6-8，表6-17）。

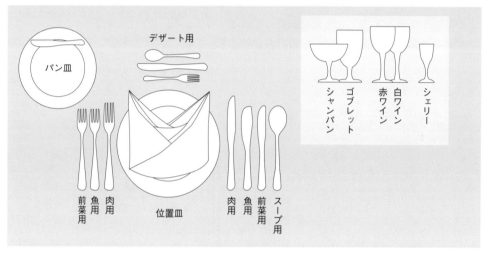

図6-8　食器の配置

表6-17　献立構成

前　菜	冷前菜，温前菜	（シャンパン・シェリー酒）
スープ	正式には澄んだコンソメスープ	
魚料理	いろいろな調理法の魚料理	（白ワイン）
肉料理	メインディッシュ・野菜の付け合わせ	（赤ワイン）
蒸し焼き料理	肉料理と重ならない食肉（省略されることが多い）	
サラダ	主として生野菜サラダ	
デザート	冷菓・温菓	（シャンパン）
果　物	季節のもの	
コーヒー	デミタスコーヒー	（ブランデー）

（「日本人の食事摂取基準（2015年版）」，第一出版（2014）を参考にした）

章末問題

問1 日本食品標準成分表 2020 年版（八訂）に関する記述である。正しいのはどれか。1 つ選べ。

(1) 食品群別の収載食品数は，野菜類が最も多い。

(2) 食品の検索を容易にするため，索引番号が設けられている。

(3) 炭水化物の成分値には，食物繊維が含まれない。

(4) 食塩相当量には，グルタミン酸ナトリウムに由来するナトリウムは含まれない。

(5) ビタミン C は，還元型のみの値を収載している。

解説
(1) 食品群別の収載食品数は，魚介類が最も多く，次いで野菜類が多い。

(2) 2015 年版（七訂）の食品成分表より，新規の食品収載に伴い，一部の食品が名称や分類変更のために収載順と食品番号が一致せず，通し番号（索引番号）が設けられた。

(3) 炭水化物の成分値には，利用可能炭水化物，食物繊維総量，糖アルコール，炭水化物が示されている。

(4) 食塩相当量には，ナトリウム，グルタミン酸ナトリウム，アスコルビン酸ナトリウム，炭酸水素ナトリウムなどに由来するナトリウムが含まれている。

問2 日本料理に関する記述である。正しいのはどれか。1 つ選べ。

(1) 本膳料理は，江戸時代に始まった食事様式である。

(2) 精進料理は，植物性食品を中心にした食事様式である。

(3) 普茶料理は，肉類を用いるのが特徴である。

(4) 懐石料理は，本来，茶事の後に供される。

(5) 会席料理は，はじめに飯と汁が出る。

解説
(1) 本膳料理は，室町時代以来，日本の饗宴における料理として定着した食事様式である。

(3) 普茶料理は，中国風の精進料理で肉類などの動物性食品を用いない特徴がある。

(4) 懐石料理は，茶事で出される簡素な食事形式で，茶会に先だって供される。

(5) 会席料理は，酒席向きの供応料理で，現在の和風客膳料理の主流になっている。酒の終了後に飯・止め碗（汁物）が出る。

問3 食事様式についての記述である。正しいのはどれか。2 つ選べ。

(1) ヌーベル・キュイジーヌは新感覚イタリア料理である。

(2) ビュッフェは各自が単品料理を選択する形式である。

(3) 現代日本の日常食には，和・洋・中の調理技術が取り込まれている。

(4) カフェテリアは，セルフサービスの立食形式である。

(5) 会席料理は，客膳用の供応食として普及している。

解説
(1) フランス語で「新しい料理」を意味する。フランス料理。

(2) 各自が並べられた料理を自由にセルフサービスで食べる形式である。

(4) カフェテリアは，並べられている料理を喫食者が選んだり，カウンター越しに盛り付けられた料理をもらい，最後に料金を支払う形式。

```
─ 解 答 ─
問1  (2)      問2  (2)
問3  (3) (5)
```

参考図書

1. 調理と調理科学

1) 知地英征編著，『食べ物と健康1　食品と成分』，三共出版（2012）.

2) マイケル・S・ガサニガ(柴田裕之訳)，『人間らしさとは何か？』，インターシフト（2010）.

3) ピーター・D・ウォード(長野敬ほか訳)，『地球生命は自滅するのか？』，青土社（2010）.

4) リチャード・D・ルイス（阿部朱里訳），『文化が衝突するとき』，南雲堂(2004).

5) 日本調理科学会編，『新版総合調理科学事典』，光生館（2006）.

6) 島田淳子，今井悦子，『調理とおいしさの科学』，放送大学教育振興会（2000）.

7) 畑井朝子，渋川祥子編著，『ネオエスカ調理学』，同文書院（2004）.

8) 全国調理師養成施設協会編，『改訂調理用語事典』，(社)全国調理師養成施設協会（2002）.

9) 川端晶子，畑明美，『ブックス調理学』，建帛社（2007）.

2. 食の嗜好性，おいしさの科学と文化

1) 古賀義彦，高田明和，『脳と栄養ハンドブック』，サイエンスフォーラム（2008）.

2) 加藤陽治，長沼誠子，『新しい食物学　食生活と健康を考える（改訂第2版）』，南江堂
（2009）.

3) 山崎清子，島田キミエ他，『新版　調理と理論　学生版』，同文書院（2003）.

4) 高橋　亮，西成　勝，ぶんせき，8，日本分析化学会（2010）.

5) 多様な食文化・食習慣を有する外国人客への対応マニュアル，平成20年2月，国土交通省総
合政策局観光事業課.

6) 畑　明美，川端晶子，『調理学』，建帛社（1990）.

7) 久保田　紀久枝，森光康次郎，『食品学　－食品成分と機能性－（第2版)』，東京化学同人.

8) 佐藤昌康，小川　尚　編，『味覚の科学』，朝倉書店（2009）.

9) 山本　隆，ノスティモおいしさの科学シリーズ　Vol.3，エヌ・ティー・エス.

10) IFT Sensory Division, 1981, Sensory evaluation guide for testing food and beverage products, *Food Technol.*, 35（11），50 -57.

11) Larmond E, 1977, Laboratory Methods for Sensory Evaluation of Food. Ottawa: Agricultural Canada.

12) Meilgaard M. C., Civille C. T., Carr B. T., 2006, Sensory evaluation techniques 4 th ed. Boca Raton, FL. CRC Press.

13) 相島鐵郎，2001，日本食品化学工学会誌．**48**（4），311 -320.

14) 相島鐵郎，2001，日本食品化学工学会誌．**48**（5），378 -392.

15) 相島鐵郎，2001，日本食品化学工学会誌．**48**（6），453 -466.

16) 相島鐵郎，2001，日本食品化学工学会誌．**48**（7），539 -548.

17) 相島鐵郎，2001，日本食品化学工学会誌．**48**（8），637 -642.

18) 相島鐵郎，2001，日本食品化学工学会誌．**48**（9），697 -703.

19) 相島鐵郎，『ケモメトリックス－新しい分析化学』，丸善（1992）.

20) 安原安代・柳沢幸江編，『調理学　健康・栄養・調理』，アイ・ケイコーポレーション（2010）.

21) 川端晶子・大羽和子『健康調理学』，学建書院（2012）.

22) Aishima T, Nakai S, 1991, Chemoemtrics in flavor research. *Food Rev. Int.* 7, 33-101.

23) Morita K., Kubota K., and Aishima T, 2002, Investigating sensory characteristics and volatile components in boiled scallop aroma and key factors for their generation using a full-factorial design. *Food Chem.*, **78**, 39-45.

24) Morita K., Kubota K., and Aishima T., 2003, Comparison of aroma characteristic of 16 fish species by sensory evaluation and gas chromatographic analysis. *J. Sci. Food Agric.*, **83**, 289-297 .

３．調理の基本

1) 山崎清子他，『NEW 調理と理論』，同文書院（2011）　p.44-54
2) 河野友美，『コツと科学の調理辞典』，医歯薬出版（2012）　p.453
3) 女子栄養大学出版部，『調理のためのベーシックデータ（第6版）』，女子栄養大学出版部（2022）　p.184-185
4) 河野友美，『新・食品事典14 調理器具』，真珠書院（1999）．
5) 渋川祥子編，『ネオエスカ調理学』，同文書院（2011）
6) 青木三恵子他，『調理学（エキスパート管理栄養士養成シリーズ）』，化学同人（2011）．
7) 久木久美子他，『調理学（健康・栄養系教科書シリーズ）』，化学同人（2011）．
8) 川端晶子他，『時代とともに歩む新しい調理学』，学建書院（2012）　p.82-87 ．
9) 田名部尚子他，『食材をいかす調理学—機能性をさぐる—』，アイ・ケイ・コーポレーション（2007）p.136〜144 ．
10) 和田淑子他，『健康・調理の科学—おいしさから健康へ—』，建帛社（2005）p.129-140 ．
11) 下村道子他，『調理学』，光生館（2010）p.50〜64 ．
12) 肥後温子・平野美那世，材質の異なる12種類の鍋底の昇降温特性の分類．日本調理科学会誌，**34**，276-287（2001）．

４．調理操作と栄養

1) Ioku k,Aoyama Y,Tokuno A,Nakatani N,Terao J and Takei Y,Various cooking methods and the flavonoid content in onion.J. nutr.Sci.Vitaminol.,　47 :78 -83 ．
2) 池田ひろ編，『調理学』，化学同人（2003）．
3) 吉田惠子編，『調理の科学』，理工図書（2012）．
4) 和田淑子編，『健康・調理の科学—おいしさから健康へ—』，建帛社（2004）．
5) 渋川祥子編，『ネオエスカ調理学』，同文書院（2011）．
6) 川端晶子・畑明美，『調理学』，建帛社（2008）．
7) 川端晶子・大羽和子，『健康調理学』，学建書院（2012）．
8) 渡邊智子・渡辺満利子編，『食事設計と栄養・調理』，南江堂（2014）．

５．食品の特徴に応じた調理特性

1) 山崎清子他，『NEW 調理と理論』，同文書院（2011）．
2) 青木三恵子，『ガイドライン準拠 エキスパート管理栄養士養成シリーズ 調理学（第3版）』，化学同人（2011）．
3) 木戸詔子編，『新 栄養・食品科学シリーズ 調理学』，化学同人（2010）．
4) 渋川祥子，『新訂調理科学—その理論と実際—』，同文書院（2005）．
5) 森下敏子，『ニューライフ調理学』，建帛社（2004）．
6) 安原安代・柳沢幸江編，『調理学—健康・栄養・調理—』，アイ・ケイ　コーポレーション（2011）．
7) 高橋敦子編，『新版　調理学』，光生館（2010）．
8) 渋川祥子編，『エスカベーシック　食べ物と健康—調理学—』，同文書院（2004）．
9) 和田淑子・大越ひろ編『健康・調理の科学—おいしさから健康へ—』，建帛社（2004）．
10) 渋川祥子・朝井朝子編，『ネオエスカ　調理学』同文書院（2006）．

11）渕上倫子『テキスト食物と栄養科学シリーズ5　調理学』，朝倉書店（2006）.

12）品川弘子・川染節子・大越ひろ，『調理とサイエンス』，学文社（2006）.

13）木戸詔子・池田ひろ編，『食べ物と健康4　調理学』，化学同人（2007）.

14）女子栄養大学出版部，『調理のためのベーシックデータ（第6版）』，女子栄養大学出版部（2022）.

15）文部科学省　科学技術・学術審議会　資源調査部会，『八訂食品成分表　2022』，女子栄養大学出版部（2022）.

6．食事設計と献立構成

1）香川芳子監修，『八訂食品成分表2022』，女子栄養大学出版部（2022）.

2）吉田恵子・綾部園子編著，『調理の科学』，理工図書（2012）.

3）吉田勉監修，『わかりやすい食物と健康　2』，三共出版（2012）.

4）種村安子・和田政裕ほか，『食べ物と健康』，東京教学社（2011）.

5）（社）全国栄養士養成施設協会、（社）日本栄養士会監修，『食べ物と健康Ⅲ　食品加工学・調理学』，第一出版（2011）.

6）渋川祥子編著，『食べ物と健康−調理学−』，同文書院（2009）.

7）川端晶子・畑明美，『調理学』，建帛社（2007）.

8）田島眞編著，『食べ物と健康』，医歯薬出版（2005）.

9）畑井朝子・渋川祥子編著，『調理学』，同文書院（2004）.

10）ジャック・バロー，『食の文化史』，筑摩書房（1999）.

索　引

編著者紹介　（　）は執筆箇所

菊地和美
きくち かずみ
2002年　酪農学園大学大学院酪農学研究科博士課程修了
現　在　藤女子大学人間生活学部食物栄養学科　教授
　　　　博士（農学）

執筆者

藤本真奈美（1章，6-1，6-2）
ふじもと ま な み
2004年　放送大学教養学部生活と福祉専攻卒業
現　在　光塩学園女子短期大学保育科　教授

林千登勢（2-1）
はやし ち と せ
2008年　酪農学園大学大学院酪農学研究科修士課程修了
現　在　帯広大谷短期大学生活科学科　講師
　　　　修士（食品栄養科学）

沼口晶子（5-2）
ぬまぐち あき こ
2004年　藤女子大学大学院人間生活学研究科
　　　　修士課程修了
現　在　名寄市立大学保健福祉学部栄養学科　講師
　　　　修士（食物栄養学）

金髙有里（4章）
きんたか ゆ り
2012年　共立女子大学大学院家政学研究科博士後期課程修了
現　在　札幌保健医療大学保健医療学部栄養学科　准教授
　　　　博士（学術）

宮下ひろみ（5-3）
みやした
1995年　女子栄養大学大学院栄養学研究科修士課程修了
現　在　東都大学管理栄養学部　教授
　　　　修士（栄養学）

森田香絵（2-2，2-3）
もり た か え
2001年　お茶の水女子大学大学院人間文化研究科博士後期課程修了
現　在　株式会社　化学・感覚計量学研究所　代表取締役
　　　　博士（学術）

杉村留美子（3-1，3-2）
すぎむら る み こ
2012年　北海道大学大学院水産科学院博士後期課程修了
現　在　酪農学園大学農食環境学群 食と健康学類　准教授
　　　　博士（水産科学）

高橋ひとみ（5-1）
たかはし
1988年　女子栄養大学大学院栄養学研究科修士課程修了
現　在　鎌倉女子大学家政学部家政保健学科　准教授
　　　　修士（栄養学）

富永暁子（3-3）
とみ なが あき こ
1994年　女子栄養大学大学院栄養学研究科修士課程修了
現　在　大妻女子大学短期大学部家政科　准教授
　　　　修士（栄養学）

山口敦子（6-3，6-4，6-5）
やまぐち あつ こ
2012年　お茶の水女子大学大学院博士後期課程修了
現　在　天使大学大学院看護栄養学研究科　教授
　　　　看護栄養学部栄養学科　教授
　　　　博士（生活科学），修士（農学）

食べ物と健康IV　食事設計と栄養・調理（第2版）
た もの けんこう しょく じ せっけい えいよう ちょうり

2015年3月20日　初版第1刷発行
2020年4月10日　初版第2刷発行
2023年3月10日　第2版第1刷発行

Ⓒ　編著者　菊地和美
　　発行者　秀島　功
　　印刷者　萬上孝平

発行所　三共出版株式会社　東京都千代田区神田神保町3の2
　　　　　　　　　　　　　振替　00110-9-1065
郵便番号　101-0051　電話　03-3264-5711代　FAX 03-3265-5149
一般社団法人 日本書籍出版協会・一般社団法人 自然科学書協会・工学書協会　会員

Printed in Japan　　　　　　　　　　印刷・製本　恵友印刷

JCOPY　<（一社）出版者著作権管理機構 委託出版物>
本書の無断複写は著作権法上での例外を除き禁じられています．複写される場合は，そのつど事前に，
（一社）出版者著作権管理機構（電話03-5244-5088，FAX03-5244-5089，e-mail:info@jcopy.or.jp）
の許諾を得てください．

ISBN 978-4-7827-0819-4